JN042928

解剖生理

アセスメント

看護技術の数値

検査値

実習でよく出合う薬

看護でよく聞く言葉

略語

Nursing student Quick note

看護学生
クイックノート

第3版

監修 石塚睦子　編集 プチナース編集部

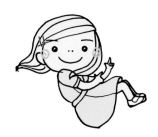

照林社

はじめに

　このたび第3版を発刊する運びとなりました『看護学生クイックノート』は、看護学生の皆さんが学内授業や臨地実習、国試で役立てられるために作成した参考書です。2009年に第1版が発刊されて以来、看護学生さんだけでなく、新卒の看護師さんや介護士さんたちにも役立てていただいていることをうかがい、うれしく思っています。

　第3版では、これまでの「解剖生理」「アセスメント」「看護技術の数値」「検査値」「看護でよく聞く言葉」「略語」の構成に加えて、「実習でよく出合う薬」を追加しました。「解剖生理」は一部の図をよりわかりやすいものに修正し、「アセスメント」には役立つ判定基準等を加えています。

　本書が看護や介護を行う方々の役に立ち、看護や介護を受ける人々の安全・安楽につながれば幸いです。

2023年1月

石塚 睦子

CONTENTS

検査値　　　　　　　　　　　92

実習でよく出合う薬　　　　　102

看護でよく聞く言葉　　　　　108

略語　　　　　　　　　　　　128

本書の特徴と活用法

1 看護学生が理解しておきたい重要項目を精選

2 解説文は短く、簡潔にまとめました

3 見やすい図表

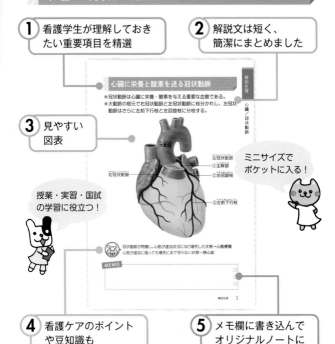

心臓に栄養と酸素を送る冠状動脈

解剖生理 / 心臓 / 冠状動脈

- 冠状動脈は心臓に栄養・酸素を与える重要な血管である。
- 大動脈の根元で右冠状動脈と左冠状動脈に枝分かれし、左冠状動脈はさらに左前下行枝と左回旋枝に分枝する。

大動脈

左冠状動脈
①主幹部
②左回旋枝

右冠状動脈

③左前下行枝

ミニサイズでポケットに入る！

授業・実習・国試の学習に役立つ！

冠状動脈が閉塞し、心筋が虚血状況になり壊死した状態→心筋梗塞
心筋が虚血に陥っても壊死にまで至らない状態→狭心症

MEMO

解剖生理　3

4 看護ケアのポイントや豆知識も

5 メモ欄に書き込んでオリジナルノートに

- 人体や看護技術に関する数値・検査値は、成書を参考に汎用されている数値に基づいています。
- 検査基準値は測定法によっても異なり、各施設でそれぞれ設定されているものも多くあります。本書を活用する際には、あくまでも参考になる値としてご利用ください。
- 本書で紹介しているアセスメント法、手技等は、監修者が臨床例をもとに展開しています。実践により得られた方法を普遍化すべく努力しておりますが、万一、本書の本書の記載内容によって不測の事態等が起こった場合、監修者、出版社はその責を負いかねますことをご了承ください。

解剖生理

覚えておきたい人体の解剖と生理、各部位の名称を図解しました。
記録にも役立ちます。

心臓の構造と血液の流れ

● 心臓は心筋の収縮と弁の開閉により血液を全身に送るポンプ機
能をもつ。

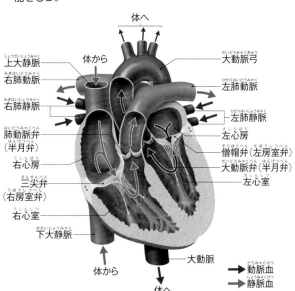

体へ

上大静脈（じょうだいじょうみゃく）
体から
右肺動脈（みぎはいどうみゃく）
右肺静脈（みぎはいじょうみゃく）
肺動脈弁（はいどうみゃくべん）（半月弁）
右心房（うしんぼう）
三尖弁（さんせんべん）（右房室弁）（うぼうしつべん）
右心室（うしんしつ）
下大静脈（かだいじょうみゃく）
体から

大動脈弓（だいどうみゃくきゅう）
左肺動脈（ひだりはいどうみゃく）
左肺静脈（ひだりはいじょうみゃく）
左心房（さしんぼう）
僧帽弁（左房室弁）（そうぼうべん）（さぼうしつべん）
大動脈弁（半月弁）（だいどうみゃくべん）（はんげつべん）
左心室（さしんしつ）

大動脈

体へ

➡ 動脈血（どうみゃくけつ）
➡ 静脈血（じょうみゃくけつ）

心臓に栄養と酸素を送る冠状動脈

- 冠状動脈は心臓に栄養・酸素を与える重要な血管である。
- 大動脈の根元で右冠状動脈と左冠状動脈に枝分かれし、左冠状動脈はさらに左前下行枝と左回旋枝に分枝する。

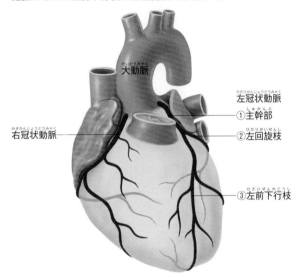

大動脈（たいどうみゃく）

右冠状動脈（みぎかんじょうどうみゃく）

左冠状動脈（ひだりかんじょうどうみゃく）
① 主幹部（しゅかんぶ）

② 左回旋枝（ひだりかいせんし）

③ 左前下行枝（ひだりぜんかこうし）

冠状動脈が閉塞し、心筋が虚血状況になり壊死した状態→**心筋梗塞**
心筋が虚血に陥っても壊死にまで至らない状態→**狭心症**

MEMO

刺激伝導系と心電図

● 心臓は、自分で電気を流すこと（刺激伝導系）によって、収縮（脱分極）と弛緩（再分極）を繰り返し、血液を循環させている。

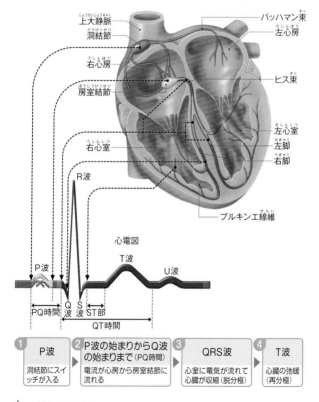

① P波	② P波の始まりからQ波の始まりまで（PQ時間）	③ QRS波	④ T波
洞結節にスイッチが入る	電流が心房から房室結節に流れる	心室に電気が流れて心臓が収縮（脱分極）	心臓の弛緩（再分極）

全身の動脈

● 心臓から全身に送り
出される血液が通る
血管を動脈という。

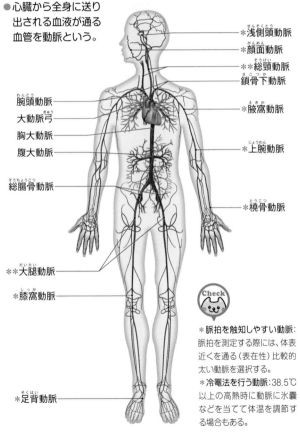

＊浅側頭動脈
＊顔面動脈
＊＊総頸動脈
鎖骨下動脈
＊腋窩動脈
＊上腕動脈
＊橈骨動脈

腕頭動脈
大動脈弓
胸大動脈
腹大動脈
総腸骨動脈

＊＊大腿動脈
＊膝窩動脈

＊足背動脈

Check

＊脈拍を触知しやすい動脈：
脈拍を測定する際には、体表
近くを通る（表在性）比較的
太い動脈を選択する。

＊冷罨法を行う動脈：38.5℃
以上の高熱時に動脈に氷嚢
などを当てて体温を調節す
る場合もある。

全身の静脈

●心臓に戻ってくる血液が通る血管を静脈という。

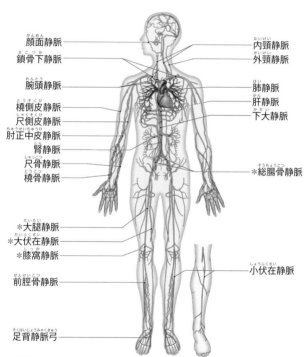

顔面静脈（がんめん）

鎖骨下静脈（さこつか）

腕頭静脈（わんとう）

橈側皮静脈（とうそくひ）

尺側皮静脈（しゃくそくひ）

肘正中皮静脈（ちゅうせいちゅうひ）

腎静脈（じん）

尺骨静脈（しゃくこつ）

橈骨静脈（とうこつ）

*大腿静脈（だいたい）

*大伏在静脈（だいふくざい）

*膝窩静脈（しっか）

前脛骨静脈（ぜんけいこつ）

足背静脈弓（そくはいじょうみゃくきゅう）

内頸静脈（ないけい）

外頸静脈（がいけい）

肺静脈（はい）

肝静脈（かん）

下大静脈（かだい）

*総腸骨静脈（そうちょうこつ）

小伏在静脈（しょうふくざい）

Check ＊静脈血栓塞栓症と関係が深い静脈：長期臥床や脱水などにより深部静脈内に血液の塊（血栓）ができる場合がある。

血栓が静脈血流によって肺に運ばれ、肺動脈を詰まらせる→**肺血栓塞栓症**

主に四肢または骨盤内の深部静脈に血栓が生じた状態→**深部静脈血栓症**

呼吸器の構造と区分

- 呼吸器系は、呼吸にかかわる鼻腔から肺までの器官からなる。
- 酸素を体内に取り込み、二酸化炭素を体外に排出するガス交換を行う。

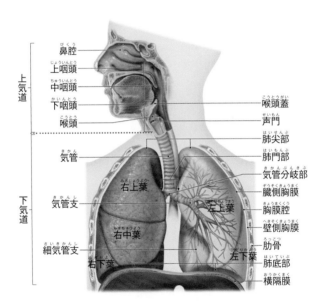

上気道
- 鼻腔（びくう）
- 上咽頭（じょういんとう）
- 中咽頭（ちゅういんとう）
- 下咽頭（かいんとう）
- 喉頭（こうとう）

下気道
- 気管（きかん）
- 気管支（きかんし）
- 細気管支（さいきかんし）

- 右上葉（みぎじょうよう）
- 右中葉（みぎちゅうよう）
- 右下葉

- 喉頭蓋（こうとうがい）
- 声門（せいもん）
- 肺尖部（はいせんぶ）
- 肺門部（はいもんぶ）
- 気管分岐部（きかんぶんきぶ）
- 臓側胸膜（ぞうそくきょうまく）
- 左上葉
- 胸膜腔（きょうまくくう）
- 壁側胸膜（へきそくきょうまく）
- 肋骨（ろっこつ）
- 左下葉
- 肺底部（はいていぶ）
- 横隔膜（おうかくまく）

気管・気管支の構造

- 一般に、右主気管支は左に比べて短く太く、傾斜が激しい。
- 気管挿管時、気管分岐部の 2 ～ 3cm 手前に気管チューブ先端がくるようにする。深く入れてしまった場合は、解剖学的に右主気管支に入りやすい。

気管挿管の適切な固定の長さ

経口	成人男性：約23～24cm、成人女性：約20～21cm
経鼻	成人男性：約26～27cm、成人女性：約23～24cm

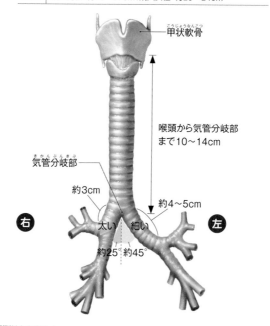

甲状軟骨（こうじょうなんこつ）

喉頭から気管分岐部まで10～14cm

気管分岐部（きかんぶんきぶ）

約3cm

約4～5cm

太い　細い

右

左

約25°　約45°

肺の区分

■ 右肺　　　　　　　　　　■ 左肺

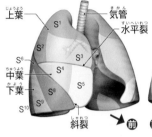
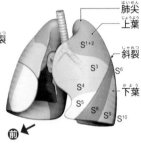

右肺上葉	S¹	肺尖区
	S²	後上葉区
	S³	前上葉区
中葉	S⁴	外側中葉区
	S⁵	内側中葉区
下葉	S⁶	上－下葉区
	S⁷	内側肺底区
	S⁸	前肺底区
	S⁹	外側肺底区
	S¹⁰	後肺底区

※右肺S⁷は上図では見えない位置

左肺上葉	S¹⁺²	肺尖後区
	S³	前上葉区
	S⁴	上舌区
	S⁵	下舌区
下葉	S⁶	上－下葉区
	S⁸	前肺底区
	S⁹	外側肺底区
	S¹⁰	後肺底区

※左肺にはS⁷がない場合が多い

脳の構造

● 大脳は、中心溝・外側溝・頭頂後頭溝などによって、前頭葉・頭頂葉・側頭葉・後頭葉の４つに分けられる。後下部には小脳がある。

外側からみた脳

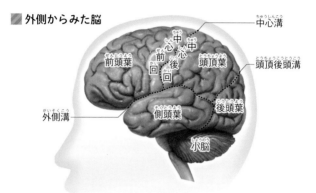

- 中心溝
- 前頭葉
- 中心前回
- 中心後回
- 頭頂葉
- 頭頂後頭溝
- 外側溝
- 側頭葉
- 後頭葉
- 小脳

矢状断面の内側からみた脳

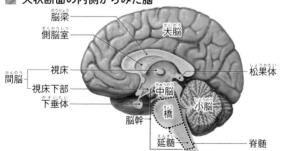

- 脳梁
- 側脳室
- 大脳
- 視床
- 松果体
- 間脳
- 視床下部
- 中脳
- 下垂体
- 小脳
- 脳幹
- 橋
- 延髄
- 脊髄

脳の機能

大脳の機能

区分	筋の支配	おもな機能
左半球	右側の筋を支配	論理的思考、計算能力、科学的技量、話し言葉・書き言葉の能力など
右半球	左側の筋を支配	音楽的・美的意識、空間認知、顔の認識、情動的言葉の認識、感覚（視覚、聴覚、触覚、味覚、嗅覚）のイメージ化と比較など

前頭連合野：
精神機能
（記銘力、感情、思考判断など）

優位側の前頭葉下部：
運動性言語中枢
（ブローカ中枢）

前頭葉

運動野

感覚野

頭頂葉

後頭葉

視覚野

優位側の側頭葉：
感覚性言語中枢
（ウェルニッケ中枢）

嗅覚野

聴覚野

側頭葉

間脳・脳幹・小脳の機能

間脳：
大脳皮質へ刺激伝達、自律神経中枢など

海馬：
記憶にかかわる機能

脳幹（①中脳、②橋、③延髄）：
意識保持、心臓・呼吸中枢など
生命維持に欠かせない中枢

小脳：
平衡・協調運動などに関与

脳神経

- 脳神経は、脳に出入りする末梢神経のことで12対ある。

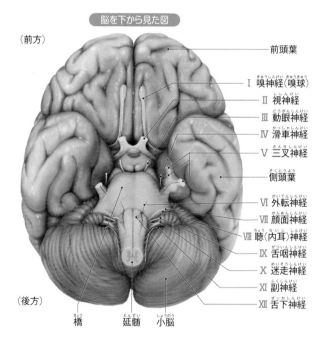

脳を下から見た図

（前方）

- 前頭葉
- Ⅰ 嗅神経（嗅球）
- Ⅱ 視神経
- Ⅲ 動眼神経
- Ⅳ 滑車神経
- Ⅴ 三叉神経
- 側頭葉
- Ⅵ 外転神経
- Ⅶ 顔面神経
- Ⅷ 聴（内耳）神経
- Ⅸ 舌咽神経
- Ⅹ 迷走神経
- Ⅺ 副神経
- Ⅻ 舌下神経

（後方）

橋　　延髄　　小脳

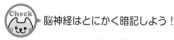

Check　脳神経はとにかく暗記しよう！

例「嗅いで視る　動く車の三の外　顔聴く舌の迷う副舌」

脊髄神経と自律神経

● 脊髄神経は脊柱の区分にしたがって31対からなる。
● 自律神経は交感神経と副交感神経からなり拮抗的にはたらく。内臓・血管・腺などに分布し、循環、代謝、消化・吸収を無意識的につかさどる。

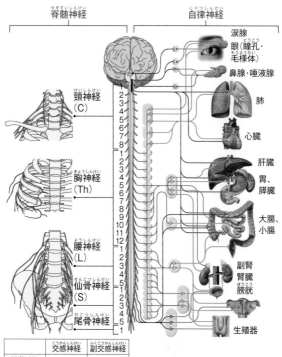

脊髄神経（せきずいしんけい）　　自律神経（じりつしんけい）

涙腺
眼（瞳孔（どうこう）・毛様体（もうようたい））
鼻腺・唾液腺
肺
心臓
肝臓
胃、膵臓
大腸、小腸
副腎
腎臓
膀胱（ぼうこう）
生殖器

頸神経（けいしんけい）（C）
1 2 3 4 5 6 7 8
胸神経（きょうしんけい）（Th）
1 2 3 4 5 6 7 8 9 10 11 12
腰神経（ようしんけい）（L）
1 2 3 4 5
仙骨神経（せんこつしんけい）（S）
1 2 3 4 5
尾骨神経（びこつしんけい）（Co）
1

	交感神経（こうかんしんけい）	副交感神経（ふくこうかんしんけい）
節前神経（せつぜんしんけい）	●	●
節後神経（せつごしんけい）	●	●

脊髄神経の皮膚表面感覚

■ 脊髄神経の皮膚表面感覚（触覚、痛覚、温度覚）領域（デルマトーム）

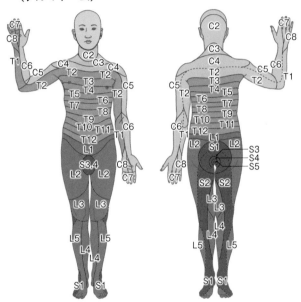

C：頸椎（Cervical）

T：胸椎（Thoracic）

L：腰椎（Lumbar）

S：仙椎（Sacral）

●疼痛が強く予想される開胸手術や開腹手術後などには、術後の鎮痛薬投与ルートとして、脊髄神経の皮膚表面感覚領域（デルマトーム）を考慮して硬膜外腔にカテーテルが挿入され、持続的に局所麻酔薬投与が行われる場合がある。

持続硬膜外麻酔カテーテルの穿刺部位（例）

手術部位	鎮痛薬投与ルートとしての 持続硬膜外麻酔カテーテルの穿刺部位（例）
開胸手術	第4〜8胸椎（Thoracic）間
上腹部手術	第7〜9胸椎（Thoracic）間
下腹部手術	第8〜11胸椎（Thoracic）間
下肢手術	第2〜5腰椎（Lumbar）間

持続硬膜外麻酔カテーテルの留置

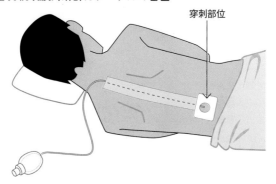

穿刺部位

消化器の構造と区分

- 消化器は、口腔から肛門までの管腔臓器と、消化液を分泌する肝臓、膵臓などの実質臓器からなる。
- 食物を噛み（咀嚼）、飲み込み（嚥下）、分解・吸収し（消化）、排泄する。

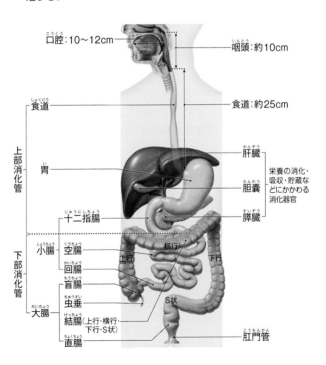

口腔：10～12cm

咽頭：約10cm

食道

食道：約25cm

上部消化管

胃

肝臓

胆嚢

栄養の消化・吸収・貯蔵などにかかわる消化器官

膵臓

十二指腸

下部消化管

小腸 空腸

回腸

横行

上行

下行

盲腸

虫垂

S状

大腸 結腸（上行・横行・下行・S状）

直腸

肛門管

肝臓の構造と機能

■ 肝臓のおもな血管

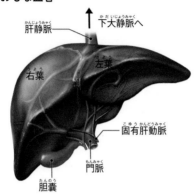

↑

肝静脈（かんじょうみゃく）

下大静脈（かだいじょうみゃく）へ

左葉（さよう）

右葉（うよう）

固有肝動脈（こゆうかんどうみゃく）

門脈（もんみゃく）

胆嚢（たんのう）

胃・小腸・大腸・膵臓（すいぞう）・胆嚢・脾臓（ひぞう）から栄養分を含む静脈血が門脈に流れる

心臓から酸素を多く含んだ血液が肝動脈に流れる

門脈と肝動脈の枝が肝臓内に毎分約1,500mLの血液を送り壮大な化学工程を実施（糖代謝・貯蔵、タンパク質合成、胆汁づくりと排泄、アルコールや薬物の解毒・排泄、など）

血液は
肝静脈から下大静脈へ

腎・泌尿器の構造と機能

- 腎臓は、尿の生成のほか、電解質や pH、血圧の調整を行う。
- 尿は腎臓から尿管を通って膀胱にためられたのち、尿道を通って体外へ排出される。

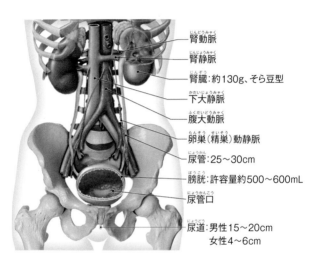

腎動脈

腎静脈

腎臓:約130g、そら豆型

下大静脈

腹大動脈

卵巣(精巣)動静脈

尿管:25～30cm

膀胱:許容量約500～600mL

尿管口

尿道:男性15～20cm
　　　女性4～6cm

Check 排尿反射機能

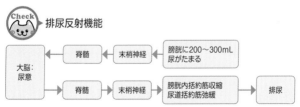

生殖器の構造と機能

女性

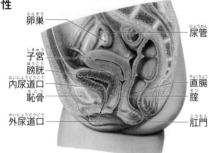

卵巣
尿管
子宮
膀胱
直腸
内尿道口
腟
恥骨
外尿道口
肛門

- 卵巣は卵子をつくり、エストロゲン（卵胞ホルモン）、プロゲステロン（黄体ホルモン）を分泌する。
- 子宮は妊娠時、胎児を包み拡張する。腟の奥にある。

男性

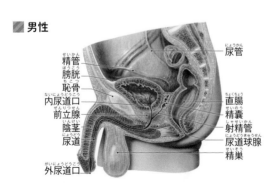

精管
尿管
膀胱
恥骨
直腸
内尿道口
精嚢
前立腺
射精管
陰茎
尿道球腺
尿道
精巣
外尿道口

- 精巣は精子をつくるほかに、男性ホルモン（テストステロンなど）を分泌する。

全身の骨格

● 成人の骨格は約200個の骨が組み合わされてできている。
● 脊柱は体の支柱をなし、脊髄を保護している骨で、32～34個の椎骨が頸椎・胸椎・腰椎・仙骨・尾骨を形成する。

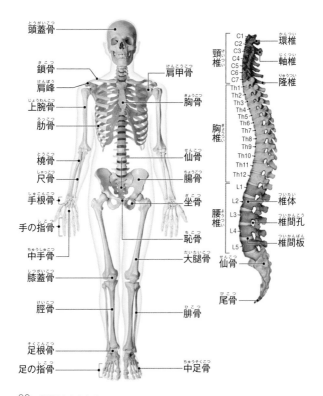

頭蓋骨（とうがいこつ）
鎖骨（さこつ）
肩峰（けんぽう）
上腕骨（じょうわんこつ）
肋骨（ろっこつ）
橈骨（とうこつ）
尺骨（しゃっこつ）
手根骨（しゅこんこつ）
手の指骨（ゆびこつ）
中手骨（ちゅうしゅこつ）
膝蓋骨（しつがいこつ）
脛骨（けいこつ）
足根骨（そくこんこつ）
足の指骨（ゆびこつ）

肩甲骨（けんこうこつ）
胸骨（きょうこつ）
仙骨（せんこつ）
腸骨（ちょうこつ）
坐骨（ざこつ）
恥骨（ちこつ）
大腿骨（だいたいこつ）
腓骨（ひこつ）
中足骨（ちゅうそくこつ）

頸椎（けいつい）
　C1
　C2
　C3
　C4
　C5
　C6
　C7

胸椎（きょうつい）
　Th1
　Th2
　Th3
　Th4
　Th5
　Th6
　Th7
　Th8
　Th9
　Th10
　Th11
　Th12

腰椎（ようつい）
　L1
　L2
　L3
　L4
　L5

仙骨（せんこつ）
尾骨（びこつ）

環椎（かんつい）
軸椎（じくつい）
隆椎（りゅうつい）
椎体（ついたい）
椎間孔（ついかんこう）
椎間板（ついかんばん）

全身の筋

- 骨格筋は多数の骨格筋細胞の集合でできており、骨と骨をつないで動作を生み出す。
- 骨格筋はすべて横紋筋で、随意筋である。

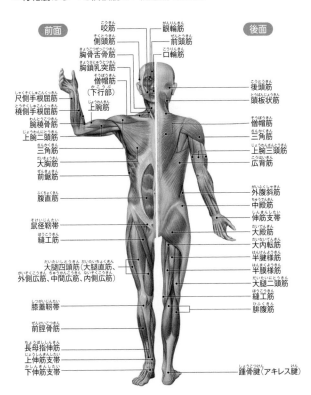

前面

咬筋（こうきん）
側頭筋（そくとうきん）
胸骨舌骨筋（きょうこつぜっこつきん）
胸鎖乳突筋（きょうさにゅうとつきん）
僧帽筋（そうぼうきん）（下行部）（かこうぶ）
尺側手根屈筋（しゃくそくしゅこんくっきん）
橈側手根屈筋（とうそくしゅこんくっきん）
腕橈骨筋（わんとうこつきん）
上腕二頭筋（じょうわんにとうきん）
三角筋（さんかくきん）
大胸筋（だいきょうきん）
前鋸筋（ぜんきょきん）
腹直筋（ふくちょくきん）
鼠径靭帯（そけいじんたい）
縫工筋（ほうこうきん）
大腿四頭筋（だいたいしとうきん）（大腿直筋（だいたいちょくきん）、外側広筋、中間広筋、内側広筋）（がいそくこうきん、ちゅうかんこうきん、ないそくこうきん）
膝蓋靭帯（しつがいじんたい）
前脛骨筋（ぜんけいこつきん）
長母指伸筋（ちょうぼししんきん）
上伸筋支帯（じょうしんきんしたい）
下伸筋支帯（かしんきんしたい）

眼輪筋（がんりんきん）
前頭筋（ぜんとうきん）
口輪筋（こうりんきん）
上腕筋（じょうわんきん）

後面

後頭筋（こうとうきん）
頭板状筋（とうばんじょうきん）
僧帽筋（そうぼうきん）
三角筋（さんかくきん）
上腕三頭筋（じょうわんさんとうきん）
広背筋（こうはいきん）
外腹斜筋（がいふくしゃきん）
中殿筋（ちゅうでんきん）
伸筋支帯（しんきんしたい）
大殿筋（だいでんきん）
大内転筋（だいないてんきん）
半腱様筋（はんけんようきん）
半膜様筋（はんまくようきん）
大腿二頭筋（だいたいにとうきん）
縫工筋（ほうこうきん）
腓腹筋（ひふくきん）
踵骨腱（アキレス腱）（しょうこつけん けん）

身体部位の名称：前面

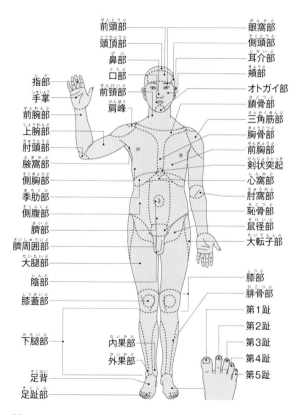

前頭部
頭頂部
鼻部
口部
前頸部
肩峰
指部
手掌
前腕部
上腕部
肘頭部
腋窩部
側胸部
季肋部
側腹部
臍部
臍周囲部
大腿部
陰部
膝蓋部
下腿部

眼窩部
側頭部
耳介部
頬部
オトガイ部
鎖骨部
三角筋部
胸骨部
前胸部
剣状突起
心窩部
肘窩部
恥骨部
鼠径部
大転子部

膝部
腓骨部
第1趾
第2趾
第3趾
第4趾
第5趾

内果部
外果部
足背
足趾部

身体部位の名称：後面

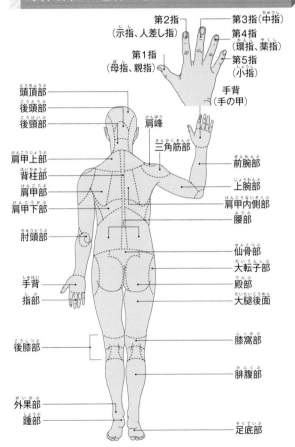

第2指
（示指、人差し指）

第3指（中指）

第4指
（環指、薬指）

第1指
（母指、親指）

第5指
（小指）

手背
（手の甲）

頭頂部

後頭部

後頸部

肩峰

三角筋部

肩甲上部

背柱部

肩甲部

肩甲下部

前腕部

上腕部

肩甲内側部

腰部

肘頭部

仙骨部

大転子部

殿部

手背

指部

大腿後面

後膝部

膝窩部

腓腹部

外果部

踵部

足底部

アセスメント

患者さんの観察・アセスメントに欠かせない基準やスケールを集めました。
ケアの評価にも役立ちます。

尿の観察

●尿の色調や混濁、泡の有無、臭気などによって情報を得る。

尿の性状（成人）

	正常	異常
量	1,000〜1,500mL/日	●乏尿：400mL/日以下 ●無尿：100mL/日以下 ●多尿：2,500mL/日以上
回数	5〜6回/日	●頻尿：10回/日以上 ●稀尿：2回/日以下
比重	1.015〜1.030	●高比重：1.030以上（脱水時など） ●低比重：1.010以下
pH	4.8〜7.5	●アルカリ尿：7.4以上 ●酸性尿：4.5以下
色調	淡黄色〜黄褐色（透明）	●褐色 ●赤褐色 ●乳白色 など

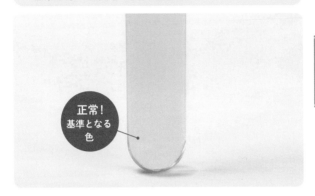

正常な尿：淡黄色〜黄褐色透明

正常！
基準となる
色

淡黄色〜黄褐色透明とは？

●淡黄色（たんおうしょく）〜黄褐色透明（おうかっしょくとうめい）の尿は、正常・基準となる尿の色である。

●尿の色は、ウロクロムという色素で着色される。色の濃淡は、排尿時間の間隔や水分摂取量などによって変化する。飲水量が多いときは、無色透明になる場合もある。

MEMO

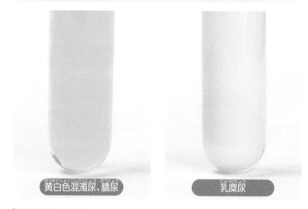

混濁尿

黄白色混濁尿、膿尿

乳糜尿

混濁尿とは？

● 濁っている尿のことをいう。

原因

● 一般的に尿は混濁しないが、排尿後の温度や pH（水素イオン指数）によって塩類が出た場合や女性の腟分泌物が混入したときは、病的でなくても混濁・混入がみられることがある。
● 病的には、腎・泌尿器感染による白血球の混入（膿尿）、膀胱炎・がんなどによる血液混入、リンパ液混入の乳白色混濁尿（乳糜尿）などがある。
● タンパク尿による混濁では、尿タンパクが 1 日 150mg を超えた場合を一般的に異常と判断する。

ケアのポイント

● 混濁尿がみられた場合は、自覚症状を観察し、病的なおそれがある場合は原因確定のための尿沈渣、尿培養などが行われる。そのため、医師と協力して患者へ説明し、原因に応じた指導・援助を行う。

血尿

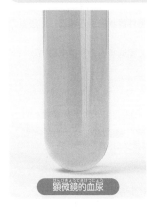

顕微鏡的血尿

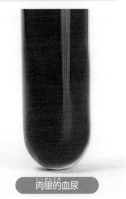

肉眼的血尿

血尿とは？

● 血尿は、赤血球が混じっている尿をいう。

● 薄い赤色でやや混濁していて尿沈渣しなければ肉眼的には血尿とわからない「顕微鏡的血尿」から、肉眼的に一目でわかる血が混ざった鮮紅色、赤色、赤ワイン色、肉汁様紅色の「肉眼的血尿」がある。

原因

● 原因には、膀胱炎、腎・泌尿器の腫瘍、結石、外傷、出血性疾患などがあげられる。

ケアのポイント

● 出血部位を確定するための検査に関する援助、肉眼的血尿に対する安静保持、積極的水分摂取の促し、出血・疼痛に対する薬物療法の援助などがポイントとなる。

便の観察

- 排便異常は、便秘や下痢などの随伴症状を引き起こし、患者の苦痛を増強させる。
- 肉眼的観察は、排便後、ただちに実施するのが望ましい。

便の性状（成人）

	正常	異常
量	100〜250g/日	食物・繊維性食品の摂取、下痢・便秘で変化
回数	1〜2回/日	便秘：3日以上排便がないなど便が長く腸にとどまり、排便に困難を伴う状態
pH	5.0〜8.0（中性〜弱アルカリ性）	
色調	黄褐色〜茶褐色	● 下部消化管からの出血時→血便 ● 胆道閉鎖時、バリウム服用後→灰白色便 ● 上部消化管出血時→タール便、黒色便

タール便

タール便（tarry stool）とは？

- 黒色で、さらにタールのように真っ黒でネバネバした便をタール便という。

原因

- 食道、胃、十二指腸〜上行結腸くらいまでの上部消化管のがんや腸炎などによる出血が 50〜100mL 以上あり、約 8 時間以上腸内に停滞して胃酸作用で血液がヘマチンに変化し、腸内で発生する硫化水素で硫酸ヘマチンに変化した場合、タール状の便になる。

ケアのポイント

- 下血（げけつ）・貧血（ひんけつ）の観察、心身の安静、絶食など、指示に応じた食事援助と輸液管理、肛門部の清潔などがポイントとなる。

■ ブリストル便形状スケール

消化管の通過時間	タイプ			形状	
非常に遅い（約100時間）↑ ↓ 非常に早い（約10時間）	1	便秘	コロコロ便	硬くコロコロした便（ウサギの糞のような便）	
	2		硬い便	短く固まった硬い便	
	3	正常	やや硬い便	水分が少なく、ひび割れている便	
	4		普通便	表面がなめらかで適度な軟らかさの便	
	5		やや軟らかい便	水分が多く、やや軟らかい便	
	6	下痢	泥状便	形のない泥のような便	
	7		水様便	固まりのない水のような便	

Check　ブリストル便形状スケールは、過敏性腸症候群の分類に用いられるが、日常の便の形状の表現にも用いられる。

胸腔ドレーンの観察ポイント

■ 肺切除術後の場合

*写真は低圧持続吸引装置の一例である。

排液（出血、滲出液）の性状（p.31〜32参照）
呼吸性移動の有無（p.31参照）

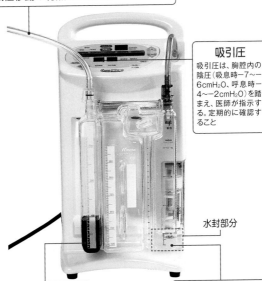

吸引圧
吸引圧は、胸腔内の陰圧（吸息時−7〜−6cmH_2O、呼息時−4〜−2cmH_2O）を踏まえ、医師が指示する。定期的に確認すること

水封部分

排液量
出血などの量は、排液バックの目盛りをみて測定する。なお、排液の性状は、管内にみられる最新の排液をみて確認する

エアリーク（空気漏れ）の有無
肺の切除術後の縫合部から胸腔内に空気が漏れている場合は、水封部分に気泡が発生する

※水封部分には滅菌蒸留水を入れる

胸腔ドレーンの排液の観察

血性

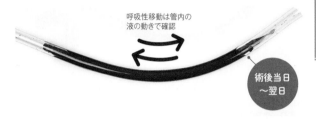

呼吸性移動は管内の
液の動きで確認

術後当日
〜翌日

血性とは？

- 肺切除などの術後当日から翌日は、濃いめの血性排液が排泄される。

- 危険な量は、1時間に 100 〜 200mL 以上の胸腔内部からの出血である。至急、医師に連絡しなければならない。状況によっては、まれに再開胸して止血を図らなければならない場合がある。

- 術当日は濃い血液が排泄され、凝血塊(ぎょうけっかい)でドレーンが詰まらないようにローラー鉗子(かんし)でミルキング(しごくこと)し、凝血塊を排液バックに誘導する場合がある。

- 残存肺が十分に膨(ふく)らむまでは、患者さんの呼気・吸気によってドレーン内の液が患者さん側と排液バック側を少しずつ行ったり来たりしながら排液される。これを「呼吸性移動」という。

- この時期に突然排液が停止する場合、凝血塊によるドレーン閉塞(へいそく)を疑い、医師に連絡する。

ミルキングの例

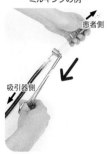

患者側

吸引器側

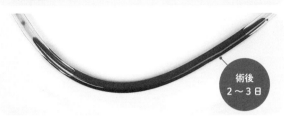

淡血性

術後
2～3日

淡血性とは？

- 個人差はあるが、術後2～3日くらいになると、胸腔内創部の出血がおさまり、排液の性状は徐々に薄い透明な血性に変わる。
- 排液量も徐々に減少する。
- ドレーン内の液の呼吸性移動は、残存肺が拡張するにしたがって、みられなくなる。

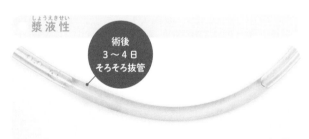

しょうえきせい
漿液性

術後
3～4日
そろそろ抜管

漿液性とは？

- 個人差はあるが、術後3～4日以降になると、胸腔内創部の出血が完全におさまり、排液は透明な漿液性に変わる。
- 抜管のめやすは、以下のとおり。
  ① 1日総排液量が100～150mL以下　② 性状は漿液性
  ③ 肺からのエアリークがない　　　　④ X線上残存肺が拡張している、など

褥瘡の好発部位

- 褥瘡は骨突起があり、かつ、体圧の集中する部位（荷重部位）に発生しやすい。
- 体位によって体圧が集中する部位が異なる。患者の生活行動や姿勢に注意し、観察する。

仰臥位

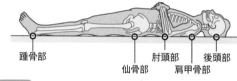

踵骨部　　　仙骨部　肘頭部　肩甲骨部　後頭部

側臥位

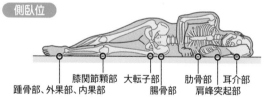

踵骨部、外果部、内果部　膝関節顆部　大転子部　肋骨部　耳介部
　　　　　　　　　　　　　　　　腸骨部　肩峰突起部

座位

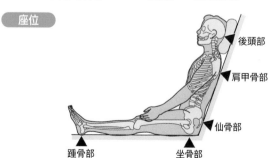

後頭部
肩甲骨部
仙骨部
踵骨部　　　坐骨部

⬤ 発赤（ほっせき）

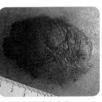

- 表皮（ひょうひ）が赤色であり、圧迫を除いても退色しない状態をいう。

原因

- 皮膚に圧力が加わることで、その下にある毛細血管が押しつぶされ、局所の血流が減少する。その後、圧迫がとれたとき、その部位に再び血液が再還流すると、強く細胞組織が傷害され、炎症を起こして発赤する。

ケアのポイント

- この段階の皮膚は脆（もろ）く、損傷しやすい状態となっているため、ドレッシング材（ポリウレタンフィルム）を用いて保護するなどして、外部からの刺激を避けることが重要である。マッサージは行わない。

⬤ 水疱（すいほう）

- 表皮の下に薄い膜が張られ、中に液体がたまっている状態をいう（俗にいう、水ぶくれ）。

原因

- 発赤部に持続した圧力がかかると、表皮の角化細胞間に隙間ができる。そこに組織間液が貯留することで水疱となる。

ケアのポイント

- 水疱をつぶさないことが重要である。水疱の中には創部を治癒させるための因子が含まれているからである。また、水疱があることで、適度な湿潤環境を保つことができる。水疱を保護し皮膚に吸収されることを待つ処置を行う。
- 水疱の液体が緊密な状態の場合、皮膚に吸収されるまでに時間がかかり、治癒を遅らせる原因となることがある。その場合は、水疱を潰す処置を行う。

● びらん、潰瘍（かいよう）

● 「びらん」は"表皮までの欠損"、「潰瘍」は"真皮（しんぴ）以降（悪化すれば筋や骨まで）の欠損"を示す。

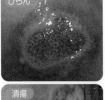
びらん

原因

● 外傷・熱傷などで皮膚がむけてしまったり水疱が破れてしまった場合や、寝具とこすれて表皮がすり減ってしまった場合に、びらんが起こる。

● びらんを起こしたところにさらなる圧力が加わったり、感染を合併することで、びらん部の損傷は深くなり、潰瘍となる。

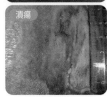
潰瘍

ケアのポイント

● 創部を感染させないよう、また表皮の再生を促せるよう、洗浄を行い、ドレッシング材を用いて処置を行う。

● 壊死（えし）

● 皮膚組織が死んでしまった状態をいう。

原因

● 組織が生きていくためには、栄養と酸素を運ぶ毛細血管が必要である。長時間の圧力やすれなどによってこの毛細血管が完全につぶされると、組織は栄養を受けとれず、死んでしまう。

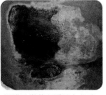

● 冷・熱刺激、外傷、細菌・ウイルス感染が原因となる場合もある。

ケアのポイント

● 壊死組織をいち早く取り除くことが重要である。壊死組織があることで創部の感染リスクが高くなる。また、周囲の肉芽（にくげ）形成を妨げる原因となる。

● 壊死部が黒色の場合、外科的に切除する処置（外科的デブリードマン）が行われる。壊死部が黄色の場合、感染のおそれがあるので、薬剤などを用いることも多い（化学的デブリードマン）。

褥瘡の分類と評価

■ NPUAP/EPUAP による褥瘡の分類

	カテゴリ／ステージⅠ 消退しない発赤	通常骨突出部に限局した領域に消退しない発赤を伴う損傷のない皮膚。色素の濃い皮膚には明白なる消退は起こらないが、周囲の皮膚と色が異なることがある。
	**カテゴリ／ステージⅡ** 部分欠損	黄色壊死組織（スラフ）を伴わない、創底が薄赤色の浅い潰瘍として現れる真皮の部分欠損。皮蓋が破れていないもしくは開放/破裂した、血清または漿液で満たされた水疱を呈することもある。
	カテゴリ／ステージⅢ 全層皮膚欠損	全層組織欠損。皮下脂肪は視認できるが、骨、腱、筋肉は露出していない。組織欠損の深度が分からなくなるほどではないがスラフが付着していることがある。ポケットや瘻孔が存在することもある。
	カテゴリ／ステージⅣ 全層組織欠損	骨、腱、筋肉の露出を伴う全層組織欠損。スラフまたはエスカー（黒色壊死組織）が付着していることがある。ポケットや瘻孔を伴うことが多い。

米国向けの追加のカテゴリ

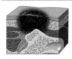	**分類不能** 皮膚また組織の全層欠損−深さ不明	創底にスラフ（黄色、黄褐色、灰色、緑色または茶色）やエスカー（黄褐色、茶色または黒色）が付着し、潰瘍の実際の深さが全く分からなくなっている全層組織欠損。
	深部組織損傷疑い （suspected DTI）−深さ不明	圧力やせん断力によって生じた皮下軟部組織が損傷に起因する、限局性の紫色または栗色の皮膚変色または血疱。

EPUAP（ヨーロッパ褥瘡諮問委員会）／NPUAP（米国褥瘡諮問委員会）著，宮地良樹，真田弘美監訳：褥瘡の予防＆治療　クイックリファレンスガイド（Pressure Ulcer Prevention & Treatment).より抜粋して引用
イラスト：村上寛人

▰ DESIGN-R®2020　褥瘡経過評価用

カルテ番号（　　　）患者氏名（　　　　　）　月日　／

Depth*1 深さ		創内の一番深い部分で評価し、改善に伴い創底が浅くなった場合、これと相応の深さとして評価する		
d	0	皮膚損傷・発赤なし	D	3	皮下組織までの損傷
	1	持続する発赤		4	皮下組織を超える損傷
				5	関節腔、体腔に至る損傷
	2	真皮までの損傷		DTI	深部損傷褥瘡（DTI）疑い*2
				U	壊死組織で覆われ深さの判定が不能

Exudate 滲出液				
e	0	なし	E	6	多量：1日2回以上のドレッシング交換を要する
	1	少量：毎日のドレッシング交換を要しない			
	3	中等量：1日1回のドレッシング交換を要する			

Size 大きさ		皮膚損傷範囲を測定：[長径(cm)× 短径*3(cm)]*4		
s	0	皮膚損傷なし	S	15	100以上
	3	4未満			
	6	4以上　16未満			
	8	16以上　36未満			
	9	36以上　64未満			
	12	64以上　100未満			

Inflammation/Infection 炎症/感染				
i	0	局所の炎症徴候なし	I	3C*5	臨界的定着疑い（創面にぬめりがあり、滲出液が多い。肉芽があれば、浮腫性で脆弱など）
	1	局所の炎症徴候あり（創周囲の発赤・腫脹・熱感・疼痛）		3*5	局所の明らかな感染徴候あり（炎症徴候、膿、悪臭など）
				9	全身的影響あり（発熱など）

Granulation 肉芽組織				
g	0	創が治癒した場合、創の浅い場合、深部損傷褥瘡（DTI）疑いの場合	G	4	良性肉芽が創面の10%以上50%未満を占める
	1	良性肉芽が創面の90%以上を占める		5	良性肉芽が創面の10%未満を占める
	3	良性肉芽が創面の50%以上90%未満を占める		6	良性肉芽が全く形成されていない

Necrotic tissue 壊死組織		混在している場合は全体的に多い病態をもって評価する		
n	0	壊死組織なし	N	3	柔らかい壊死組織あり
				6	硬く厚い密着した壊死組織あり

Pocket ポケット		毎回同じ体位で、ポケット全周（潰瘍面も含め）[長径(cm)×短径*3(cm)]から潰瘍の大きさを差し引いたもの		
p	0	ポケットなし	P	6	4未満
				9	4以上　16未満
				12	16以上　36未満
				24	36以上

部位[仙骨部、坐骨部、大転子部、踵骨部、その他（　　　　）]　　合計*1

*1：深さ(Depth:d/D)の点数は合計には加えない
*2：深部損傷褥瘡(DTI)疑いは、視診・触診、補助データ（発生経緯、血液検査、画像診断等）から判断する
*3："短径"とは"長径と直交する最大径"である
*4：持続する発赤の場合も皮膚損傷に準じて評価する
*5：「3C」あるいは「3」のいずれかを記載する。いずれの場合も点数は3点とする

©日本褥瘡学会

日本褥瘡学会：改定DESIGN-R®2020コンセンサス・ドキュメント．照林社，東京，2020：5．より許可を得て転載

褥瘡の発生リスクの評価

- ●ブレーデンスケールは、褥瘡の発生リスクを評価するスケールである。
- ●看護師が観察・介入可能な6項目を点数化する。「摩擦とずれ」は1～3点、他の5項目は1～4点で採点する。
- ●合計6～23点で、点数が低いほど褥瘡の発生リスクが高い。病院では14点以下、施設・在宅では17点以下が危険点となる。

■ ブレーデンスケール（簡易表）

知覚の認知 圧迫による不快感に対して適切に反応できる能力	1：まったく知覚なし	2：重度の障害あり	3：軽度の障害あり	4：障害なし
湿潤 皮膚が湿潤にさらされる程度	1：常に湿っている	2：たいてい湿っている	3：ときどき湿っている	4：めったに湿っていない
活動性 行動の範囲	1：臥床	2：座位可能	3：ときどき歩行可能	4：歩行可能
可動性 体位を変えたり整えたりできる能力	1：まったく体動なし	2：非常に限られる	3：やや限られる	4：自由に体動する
栄養状態 普段の食事摂取状況	1：不良	2：やや不良	3：良好	4：非常に良好
摩擦とずれ	1：問題あり	2：潜在的に問題あり	3：問題なし	

©Braden and Bergstrom. 1988
訳：真田弘美（東京大学大学院医学系研究科）／大岡みち子（North West Community Hospital.IL.U.S.A.）

瞳孔のアセスメント

瞳孔スケール

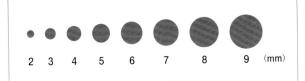

2　3　4　5　6　7　8　9　（mm）

瞳孔所見

瞳孔	大きさと左右差	障害部位
正常	直径3～4mm	
縮瞳	直径2mm以下	●中脳の障害
散瞳	直径5mmを超える	●動眼神経の障害
瞳孔不同 （アニソコリア）	左右差0.5mm以上	●動眼神経の障害 ●脳ヘルニア
針先瞳孔 （ピンポイントパピル）	両側の著しい縮瞳	●橋の障害

意識障害 判定スケール

ジャパン・コーマ・スケール（Japan Coma Scale：JCS、3-3-9度方式）

I	刺激しなくても覚醒している
1	意識清明とはいえない
2	見当識障害がある
3	自分の名前、生年月日が言えない

II	刺激すると覚醒する
10	呼びかけに容易に開眼する
20	刺激で開眼する（離握手など簡単な命令に応じる）
30	かろうじて開眼する

III	刺激しても覚醒しない
100	痛み刺激に対し、払いのけるような動作をする
200	痛み刺激で少し手足を動かしたり、顔をしかめる
300	痛み刺激にまったく反応しない

● 点数が大きいほど重症である。

● 例えば、「痛み刺激にまったく反応しない」ときは、「JCS300」と表す。

MEMO

■ グラスゴー・コーマ・スケール(Glasgow Coma Scale：GCS)

開眼(E)(Eye Opening)

4	自発的に
3	呼びかけにより
2	疼痛により
1	開眼せず

発語(V)(Best Verbal Response)

5	指南力良好
4	会話混乱
3	言語混乱
2	理解不明な声
1	発語せず

運動機能(M)(Best Motor Response)

6	命令に従う
5	疼痛部認識可能
4	痛みに対する逃避反射
3	異常な屈曲反応
2	伸展反応
1	まったく動かない

● 開眼・発語・運動機能の各項目の点数を合計し、評価する。
● 最低は3点であり、最高は15点で、合計点が小さいほど重症である。

ムーアの分類

● 侵襲*1 にさらされた生体の反応について、ムーアは4相に分類した。

	第Ⅰ相	第Ⅱ相
	傷害期（異化*2期）	転換期
	侵襲直後から数日（約2〜3日）	侵襲後約3〜7日前後
患者さんのイメージ		
特徴	●神経・内分泌ホルモンが過剰分泌→代謝亢進・異化亢進状態となり、必要箇所にエネルギーを回す ●血糖は上昇する ●尿量は減少し、サードスペースに水分貯留	●神経・内分泌ホルモンが徐々に正常化 ●サードスペースに貯留した過剰な水分は尿として排泄される
症状など	●循環血液量減少、頻脈 ●疼痛 ●体温上昇 ●腸蠕動減弱・消失 ●傾眠、無関心	●水分出納バランスの正常化 ●疼痛軽減 ●解熱 ●腸蠕動回復、排ガスの出現 ●精神機能の安定化

*1 侵襲：手術、外傷、骨折、感染症、熱傷など生体の恒常性が崩れるストレス刺激のこと。
*2 異化：脂質、タンパク質、糖質などを分解してエネルギーを得る過程のこと。
*3 同化：エネルギーを使って脂質、糖質、脂質、タンパク質、核酸などを合成する過程のこと。

第Ⅲ相	第Ⅳ相
同化*3期・筋力回復期	脂肪蓄積期
侵襲後約1週間から約2〜5週間	侵襲後数か月
●体内組織の分解（異化）が落ち着き、タンパク質・筋肉の再合成（同化）が行われるようになる ●創傷治癒の促進	●筋タンパク質の合成の進展と脂肪の蓄積
●食欲の回復、排便の正常化	●体力の回復

術後合併症とその観察

術当日	術後1日目	術後2日目
麻酔からの覚醒遅延 ●呼名反応の確認 ●深呼吸ができるか ●開眼できるか　など	深部静脈血栓塞栓症 ●術後初回歩行時の 　瞬時のショック	一過性の術後せん妄 ●不穏言動、妄想、幻覚 ●睡眠不足 ●電解質バランス 　の崩れ ●高齢、脳梗塞の 　既往 などには要注意
ショック ●出血確認 ●血圧低下の有無 ●時間尿の確認　など		

出血
●創出血
●ドレーンからの出血

疼痛
●鎮痛薬使用状況
●痛みの訴え、苦痛様顔貌、体動や筋緊張
●血圧上昇　など

吸収熱（壊死組織・滲出液・出血等が血液内に吸収される刺激で起こる熱）
呼吸器合併症（無気肺）
●術前の呼吸機能、呼吸器疾患の有無、呼吸器への侵襲の有無
●痰の喀出や喘鳴、動脈血酸素飽和度、胸部X線　など

〈参考文献〉石塚睦子：よくわかる周手術期看護.学研,東京,2019.

術後3日目	術後4日目	術後5日目	術後6日目	術後7日目

腸管麻痺（イレウス）

●術後2〜3日経っても腹鳴・排ガス・排便が
　ない
●腹部膨満感の有無、腹部X線　など

創感染、縫合不全

●術後1週間前後からの発熱
●白血球やCRPの上昇
●創部の発赤・腫脹・熱感・滲出液の増加
●ガーゼ上出血・滲出液の増加
●ドレーンからの排液の増加、排膿
●疼痛の増強　　●創の離開（哆開）　など
●糖尿病の既往

➤ 肺炎　など）

※手術侵襲が呼吸器系に及んでいる場合は、気管支瘻、肺瘻、エアリーク、皮下気腫、
　膿胸、乳糜胸などの合併症にも注意

痛みの評価スケール

● 線をひいた紙面を作成し、線の左側を"痛みなし"、右側を"最悪の痛み"とし、患者さん自身に線上のどのレベルか痛みを表してもらう。

◼ VAS(visual analog scale) ※実際の長さから縮小している

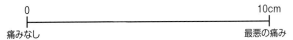

◼ NRS(numerical rating scale)

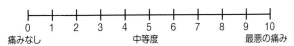

◼ 簡易表現スケール

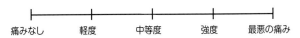

● マンガ的に表した顔の表情で、自分の痛みがどこにあたるかを患者さん自身に指し示してもらう。

◼ ウォング・ベーカー・フェイススケール(Wong-Baker Face Scale)

I-SBAR での報告

- SBAR（エスバー）は緊急時の報告に活用できるコミュニケーションの技法である。
- 報告者／患者さんを特定する「I」を加えたI-SBAR（アイエスバー）での報告例は以下のとおり。

		例1	例2
I	Identify 報告者・対象者の特定	「看護学生のAです。101号室のBさんが」	「看護学生のCです。102号室のDさんが」
S	Situation 状況	「トイレ介助を希望しています」	「痰の吸引を希望されています」
B	Background 背景・経過	「術後1日目の初回歩行で」	「サチュレーション（SpO₂）は午前中98%でしたが、今90%で痰が自力喀出できず、喘鳴がみられています」
A	Assessment アセスメント・判断	「転倒や静脈血栓塞栓症のおそれがありますので」	「低酸素症・呼吸困難感を改善したいので」
R	Recommendation 提案	「看護師さん、いっしょに歩行介助をお願いします」	「看護師さん、いっしょに訪室し吸引をお願いします」

 例1、例2ともに看護学生では対応できない、かつ急を要する状況。患者さんと自分の安全のために、ためらわず「お願いします」と依頼しよう。

熱傷：深度、面積

- 熱傷の重症度は、損傷を受けた深度とその面積によって判定される。
- 熱傷面積は、熱傷が体表面積の何％を占めるかを示す。面積が広いほど重傷である。

手掌法

- 成人に適用。手掌の面積を全身の1％として計算する。

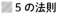

9の法則

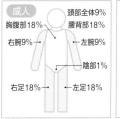

成人
頭部全体9％
胸腹部18％
腰背部18％
右腕9％
左腕9％
陰部1％
右足18％
左足18％

5の法則

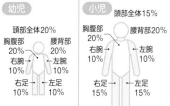

幼児
頭部全体20％
胸腹部20％
腰背部20％
右腕10％
左腕10％
右足10％
左足10％

小児
頭部全体15％
胸腹部20％
腰背部20％
右腕10％
左腕10％
右足15％
左足15％

熱傷の深度分類

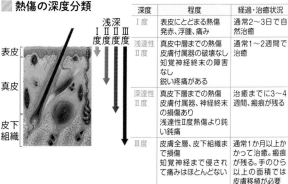

浅深
ⅠⅡⅢ
度度度

表皮
真皮
皮下組織

深度	程度	経過・治癒状況
Ⅰ度	表皮にとどまる熱傷 発赤、浮腫、痛み	通常2～3日で自然治癒
浅達性Ⅱ度	真皮中層までの熱傷 皮膚付属器の破壊なし 知覚神経終末の障害なし 鋭い疼痛がある	通常1～2週間で治癒
深達性Ⅱ度	真皮下層までの熱傷 皮膚付属器、神経終末の損傷あり 浅達性Ⅱ度熱傷より鈍い鈍痛	治癒までに3～4週間、瘢痕が残る
Ⅲ度	皮膚全層、皮下組織まで損傷 知覚神経まで侵されて痛みはほとんどない	通常1か月以上かかって治癒。瘢痕が残る。手のひら以上の面積では皮膚移植が必要

トリアージ

● 災害医療において、負傷者等が同時に多数発生した場合に傷病者の重症度と緊急度を分別し、治療や搬送先の順位を決定することをトリアージ（triage）という。

トリアージの分類

順位	識別色	分類	傷病の状態
1	赤	最優先治療群 重症	● 生命にかかわる重篤な状態で、一刻も早い処置をすべきで、救命可能な者 ● 窒息、多量の出血、ショックの危険がある
2	黄	待機的治療群 中等症	● 赤ほどではないが、早期に処置をすべき者 ● 多少治療の時間が遅れても、生命に危険がない
3	緑	保留群 軽症	● 今すぐ処置や搬送の必要がない者 ● 軽症で、ほとんど専門医の治療を必要としない ● 完全に治療が不要な者も含む
4	黒	無呼吸群 死亡	● すでに死亡している ● 明らかに救命の見込みがない

Check 日本においては、阪神・淡路大震災後、総務省消防庁によりトリアージタッグ（写真）の書式が規格として統一されている。

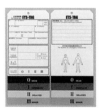

栄養

■ BMI（body mass index）の計算式

$$BMI = 体重（kg）÷身長（m）^2$$

低体重（やせ）	18.5未満
標準	18.5〜25未満
肥満1度	25〜30未満
肥満2度	30〜35未満
肥満3度	35〜40未満
肥満4度	40以上

■ 標準体重の計算式

$$標準体重（kg）＝身長（m）^2×22$$

● 標準体重は、BMIを22として求める。

■ 総適正エネルギー量

標準体重（kg）×体重1kgあたりの必要エネルギー

● 体重1kgあたりの必要エネルギー

安静、肥満	20〜25kcal/kg
軽労働	25〜30kcal/kg
中労働	30〜35kcal/kg
重労働	35〜40kcal/kg

■ ウエスト・ヒップ比

ウエスト周径÷ヒップ周径

● 腹部をリラックスさせ、最も細いウエスト周径を、殿部の突出部の最もふっくらしたヒップ周径で割り、上部肥満があるかを判定する。

男性	0.95以下がのぞましい
女性	0.8以下がのぞましい

■ メタボリックシンドロームの必須項目：ウエスト周径

内臓脂肪蓄積（ウエスト周径）

男性	≧85cm（85cm以上）
女性	≧90cm（90cm以上）

● 男女ともに内臓脂肪面積100cm^{2}に相当。

＊身体活動レベルによる計算式はp.53参照

水分

■ 1日の水分出納例

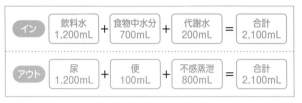

| イン | 飲料水 1,200mL | + | 食物中水分 700mL | + | 代謝水 200mL | = | 合計 2,100mL |

| アウト | 尿 1,200mL | + | 便 100mL | + | 不感蒸泄 800mL | = | 合計 2,100mL |

 とり入れる量と排泄される量のバランスが大事!

■ 水分摂取量

食事中水分量＋
食事外水分量（飲水など）

■ 代謝水量

5mL×体重（kg）

● 糖質・脂質・タンパク質が体内で分解されるときに最終的に産生される水量で、発熱や術後は増加する。

■ 尿量

実測値

● 1時間あたりの尿量は、0.5〜1mL×体重（kg）必要である。

■ 不感蒸泄量

15mL×体重（kg）＋
200×（体温−36.8℃）

● 体温1℃上昇ごとに15％ずつ増加する。

※ 不感蒸泄とは、肺・皮膚から蒸発する水分

■ 便の水分量

100〜200mL/日

● 下痢のときは増加する。

■ 排液量

嘔吐、出血、ドレーンからの排液の実測値

基礎代謝量 （basal metabolism rate：BMR）

● 基礎代謝量とは、生命維持に必要な最低限のエネルギーのこと。

$$\underset{\text{(kcal/日)}}{\text{BMR}} = \underset{\text{(kcal/kg体重/日)}}{\text{年齢・性別基礎代謝基準値}} \times \underset{\text{(kg)}}{\text{体重}}$$

参照体重における基礎代謝量

性別	男性			女性		
年齢 （歳）	基礎代謝 基準値 （kcal/kg 体重/日）	参照体重 （kg）	基礎 代謝量 （kcal/日）	基礎代謝 基準値 （kcal/kg 体重/日）	参照体重 （kg）	基礎 代謝量 （kcal/日）
1～2	61.0	11.5	700	59.7	11.0	660
3～5	54.8	16.5	900	52.2	16.1	840
6～7	44.3	22.2	980	41.9	21.9	920
8～9	40.8	28.0	1,140	38.3	27.4	1,050
10～11	37.4	35.6	1,330	34.8	36.3	1,260
12～14	31.0	49.0	1,520	29.6	47.5	1,410
15～17	27.0	59.7	1,610	25.3	51.9	1,310
18～29	23.7	64.5	1,530	22.1	50.3	1,110
30～49	22.5	68.1	1,530	21.9	53.0	1,160
50～64	21.8	68.0	1,480	20.7	53.8	1,110
65～74	21.6	65.0	1,400	20.7	52.1	1,080
75以上	21.5	59.6	1,280	20.7	48.8	1,110

厚生労働省「日本人の食事摂取基準（2020年版）」より

身体活動レベルと推定エネルギー必要量

▓ 身体活動レベルと日常生活活動の内容

身体活動レベル	I	II	III
	低い	普通	高い
	1.5	1.75	2
日常生活活動の内容	生活の大部分が座位で、静的な活動が中心の場合	座位中心の仕事だが、職場内での移動や立位での作業・接客など、通勤・買い物での歩行、家事、軽いスポーツのいずれかを含む場合	移動や立位の多い仕事への従事者、あるいは、スポーツなど余暇における活発な運動習慣をもっている場合

▓ 推定エネルギー必要量/日

*体重1kgあたりの必要エネルギーによる計算式はp.50参照

$$\underset{(\text{kcal/日})}{推定エネルギー必要量} = \underset{(\text{kcal/日})}{基礎代謝量^{※}} \times \underset{(1.5または1.7または2)}{身体活動レベル}$$

※参照体重による基礎代謝量[基礎代謝基準値(kcal/kg体重/日)×参照体重(kg)]

● ハリス・ベネディクトの式によるエネルギー必要量/日(ストレスの程度に応じたエネルギー必要量/日)の求め方

男性の基礎エネルギー(BEE)＝66.47＋13.75×現体重(kg)＋5×身長(cm)−6.76×年齢

女性の基礎エネルギー(BEE)＝655.10＋9.56×現体重(kg)＋1.85×身長(cm)−4.68×年齢

ハリス・ベネディクトの式によるエネルギー必要量＝BEE×活動係数[1]×ストレス係数[2]

*1 活動係数:ベッド上安静 1.2、ベッド以外での活動あり 1.3
*2 ストレス係数:手術後(例えば高度侵襲なら1.3〜1.5)、外傷、感染症、熱傷、がんなどによるストレス係数が定められている

骨・関節・筋肉の観察

- 関節可動域(range of motion:ROM)テストは、各関節の基本肢位を0°として、関節の動く範囲を測定する。
- 徒手筋力テスト(manual muscle test:MMT)は、各部位に抵抗力や重力を加えた状態で運動を行い、筋力を評価する。

関節可動域(ROM)テスト 上肢

部位	参考可動域	部位	参考可動域
肩甲帯	屈曲 20° 0° 伸展 20°	肩《肩甲帯の動きを含む》	外旋 60°　内旋 80° 水平伸展 30° 水平屈曲 135°
	挙上 20° 0° 引き下げ 10°	肘	屈曲 145° 伸展 5°
肩《肩甲帯の動きを含む》	屈曲 180° 伸展 50°	前腕	回外 90°　回内 90°
	外転 180° 内転 0°	手	伸展 70° 屈曲 90° 尺屈 55°　橈屈 25°

関節可動域（ROM）テスト 下肢

部位	参考可動域	部位	参考可動域
股	屈曲 125° 伸展 15° 外転 45° 内転 20° 内旋 45° 外旋 45°	膝	伸展 0° 屈曲 130°
		足関節・足部	背屈 20° 0° 底屈 45° 外がえし 20° 内がえし 30° 0° 外転 10° 0° 内転 20°

徒手筋力テスト（MMT）

5	Normal（N）	正常
4	Good（G）	ある程度の抵抗を加えても正常可動域内を動かすことができる
3	Fair（F）	抵抗を加えなければ、正常可動域内を動かせる
2	Poor（P）	重力を除けば、正常可動域内は動く
1	Trace（T）	筋肉の収縮は見られるが、関節は動かない
0	Zero（Z）	筋肉の収縮がまったく見られない

判定 筋の収縮がない状態を0とし、健常筋と同じ筋力を5とする。0～5の6段階で評価する。

麻痺の分類

■ 程度による分類

1. 完全麻痺：随意運動不可能
2. 不全麻痺：随意運動がある程度可能

■ 質的分類

1. 痙性麻痺：中枢神経系の障害による麻痺
2. 弛緩性麻痺：末梢神経の障害による麻痺

■ 部位による分類とその例

| 1. 四肢麻痺 | 2. 対麻痺 | 3. 片麻痺 | （交代性片麻痺） | （交叉性片麻痺） |

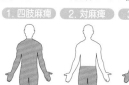 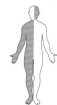 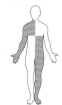

四肢すべての
麻痺 　両下肢の麻痺 　身体の一側の、
上下肢の麻痺 　一側の片麻痺
と、他側の脳
神経麻痺 　一側の上肢の
麻痺に対側の
下肢の麻痺

| 4. 単麻痺 | 5. 局所麻痺 |

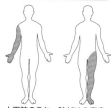

上下肢のうち一肢だけの麻痺 　　身体の小さな
部分の麻痺

自立度の評価

● ADL（activities of daily living：日常生活動作）評価尺度のなかで最もよく用いられているのが、バーセルインデックス（Barthel Index：機能的評価）である。

バーセルインデックス

項目	点数	基準	得点
1. 食事	10	自立、自助具などの装着可、標準的時間内に食べ終える	
	5	部分介助（たとえば、おかずを切って細かくしてもらう）	
	0	全介助	
2. 椅子とベッド間の移乗	15	自立（車椅子の場合は、ブレーキ、フットレストの操作も含む）	
	10	軽度の部分介助または監視を要する	
	5	座ることは可能であるがほぼ全介助	
	0	全介助または不可能	
3. 整容	5	自立（洗面、整髪、歯磨き、ひげ剃り）	
	0	部分介助または不可能	
4. トイレ動作	10	自立（衣服の操作、後始末を含む、ポータブル便器などを使用している場合はその洗浄も含む）	
	5	部分介助、体を支える、衣服、後始末に介助を要する	
	0	全介助または不可能	
5. 入浴	5	自立	
	0	部分介助または不可能	
6. 移動	15	45m以上の歩行、補装具（車椅子、歩行器は除く）の使用の有無は問わず	
	10	45m以上の介助歩行、歩行器の使用含む	
	5	歩行不能の場合、車椅子にて45m以上の操作可能	
	0	上記以外	
7. 階段昇降	10	自立、手すりなどの使用の有無は問わない	
	5	介助または監視を要する	
	0	不能	
8. 更衣	10	自立、靴、ファスナー、装具の着脱を含む	
	5	部分介助、標準的な時間、半分以上は自分で行える	
	0	上記以外	
9. 排便コントロール	10	失禁なし、浣腸、坐薬の取り扱い可能	
	5	ときに失禁あり、浣腸、坐薬の取り扱いに介助を要する者も含む	
	0	上記以外	
10. 排尿コントロール	10	失禁なし、収尿器の取り扱いも可能	
	5	ときに失禁あり、収尿器の取り扱いに介助を要する者も含む	
	0	上記以外	

判定 100点：全自立、60点：部分自立、40点：大部分介助、0点：全介助

■ 障害高齢者の日常生活自立度判定基準

ランク		判定基準
生活自立	J	なんらかの障害等を有するが、日常生活はほぼ自立しており独力で外出する。 　1. 交通機関等を利用して外出する。 　2. 隣近所へなら外出する。
準寝たきり	A	屋内での生活はおおむね自立しているが、介助なしには外出しない。 　1. 介助により外出し、日中はほとんどベッドから離れて生活する。 　2. 外出の頻度が少なく、日中も寝たり起きたりの生活をしている。
寝たきり	B	屋内での生活はなんらかの介助を要し、日中もベッド上での生活が主体であるが、座位を保つ。 　1. 車椅子に移乗し、食事、排泄はベッドから離れて行う。 　2. 介助により車椅子に移乗する。
	C	1日中ベッド上で過ごし、排泄、食事、着替において介助を要する。 　1. 自力で寝返りをうつ。 　2. 自力では寝返りもうたない。

※判定にあたっては、補装具や自助具等の器具を使用した状態であっても差し支えない。
(「平成3年11月18日老健第102-2号厚生省大臣官房老人保健福祉部長通知」による、一部改変)

Check 障害をもつ高齢者について、「移動」に関する状態像に注目して、自立度を4段階でランク分けするもの。健常な高齢者は対象としていない。

■ 認知症高齢者の日常生活自立度判定基準

ランク	判断基準	見られる症状・行動の例
I	なんらかの認知症を有するが、日常生活は家庭内および社会的にほぼ自立している。	
II	日常生活に支障をきたすような症状・行動や意思疎通の困難さが多少みられても、誰かが注意していれば自立できる。	
IIa	家庭外で上記IIの状態がみられる。	たびたび道に迷うとか、買物や事務、金銭管理などそれまでできたことにミスが目立つ等
IIb	家庭内でも上記IIの状態がみられる。	服薬管理ができない、電話の応対や訪問者との対応など一人で留守番ができない等
III	日常生活に支障をきたすような症状・行動や意思疎通の困難さがみられ、介護を必要とする。	
IIIa	日中を中心として上記IIIの状態がみられる。	着替え、食事、排便、排尿が上手にできない、時間がかかる。やたらに物を口に入れる、物を拾い集める、徘徊、失禁、大声・奇声をあげる、火の不始末、不潔行為、性的異常行為等
IIIb	夜間を中心として上記IIIの状態がみられる。	ランクIIIaに同じ
IV	日常生活に支障をきたすような症状・行動や意思疎通の困難さが頻繁にみられ、つねに介護を必要とする。	ランクIIIに同じ
M	著しい精神症状や問題行動あるいは重篤な身体疾患がみられ、専門医療を必要とする。	せん妄、妄想、興奮、自傷・他害等の精神症状や精神症状に起因する問題行動が継続する状態等

（「平成5年10月26日老健第135号厚生省老人保健福祉局長通知」による、一部改変）

認知症のスクリーニングテスト

改訂長谷川式簡易知能評価スケール（HDS-R*）

問	問題（採点基準）		得点
1	お歳はいくつですか？（2年までの誤差は正解）		0 1
2	今日は何年の何月何日ですか？ 何曜日ですか？ （年月日、曜日が正解でそれぞれ1点）	年 月 日 曜日	0 1 0 1 0 1 0 1
3	私たちがいまいるところはどこですか？ （自発的にでれば2点、5秒おいて、家ですか？　病院ですか？　施設ですか？　の中から正しい選択をすれば1点）		0 1 2
4	これから言う3つの言葉を言ってみてください。あとでまた聞きますのでよく覚えておいてください （以下の系列のいずれか1つで、採用した系列に○印をつけておく） 1：a）桜　b）猫　c）電車 2：a）梅　b）犬　c）自動車		0 1 0 1 0 1
5	100から7を順番に引いてください（100−7は？　それからまた7を引くと？　と質問する。最初の答えが不正解の場合、打ち切る）	（93） （86）	0 1 0 1
6	私がこれから言う数字を逆から言ってみてください （6-8-2、3-5-2-9を逆に言ってもらう。3桁逆唱に失敗したら、打ち切る）	2-8-6 9-2-5-3	0 1 0 1
7	先ほど覚えてもらった言葉をもう一度言ってみてください （自発的に回答があれば各2点、もし回答がない場合、以下のヒントを与え正解であれば1点） a）植物　b）動物　c）乗り物		a:0 1 2 b:0 1 2 c:0 1 2
8	これから5つの品物を見せます。それを隠しますのでなにがあったか言ってください （時計、鍵、タバコ、ペン、硬貨など必ず相互に無関係なもの）		0 1 2 3 4 5
9	知っている野菜の名前をできるだけ多く言ってください （答えた野菜の名前を右欄に記入。途中で詰まり、約10秒間待ってもでない場合はそこで打ち切る）0〜5＝0点、6＝1点、7＝2点、8＝3点、9＝4点、10＝5点		0 1 2 3 4 5

● 30点満点で20点以下は認知症疑いとなる。

	合計得点

*HDS-R：Revised Hasegawa dementia scale

加藤伸司, 下垣光, 小野寺敦志 他：改訂長谷川式簡易知能評価スケール（HDS-R）の作成. 老年精神医学雑誌, 1991；2：1342. より転載

危機モデル

各理論家の危機モデル

理論家	フィンク	ションツ	コーン	キュブラー・ロス	キャプラン
理論の特徴	危機から適応までの過程	危機から適応までの過程	障害受容過程	死にゆく人の心理過程	精神障害への過程
過程	1. 衝撃 2. 防御的退行 3. 承認 4. 適応	1. 最初の衝撃 2. 現実認知 3. 防衛的退行 4. 承認 5. 適応	1. ショック 2. 回復への期待 3. 悲嘆 4. 防衛 5. 適応	1. 否認 2. 怒り 3. 取り引き 4. 抑うつ 5. 受容	1. 緊張の発生 2. 緊張の高まり 3. 破綻や病的パターン

アギュララによる危機回避モデル

ストレスの多いできごとによる不均衡状態（危機）
→
適切なバランス保持要因*①〜③が存在
① 適切な知覚（認識）
② 適切な社会的支持
③ 適切な対処機制（対処行動）
→
危機回避

*バランス保持要因：精神の均衡状態の回復にかかわる要因

看護技術の数値

授業や演習、実習で必要な
数値や技術のポイントをまとめました。

バイタルサイン測定／フィジカルアセスメント

● 体温

■ 体温の測定部位と方法

部位	測定時間	挿入方法	標準体温
体表面	1秒以内	非接触	36～37℃未満
腋窩	実測式：約10分 予測式：約15秒 ～1分	腋窩最深部（中央よりや や前方）に45°の角度で 挿入	36～37℃未満
口腔	実測式：約5分 予測式：約15秒 ～1分	舌下へ挿入	腋窩温+0.2～0.3 ℃（臥床時）、+0.3 ～0.5℃（座位時）
鼓膜	耳内式体温計： 約1～3秒程度	耳介を斜め後方に引き上 げて外耳道に挿入する	口腔（舌下）温より 高い
直腸	実測式：約3分	5～6cm挿入 （肛門管の長さ：3～4cm） 肛門を傷つけないように 注意する	腋窩温+0.8～ 0.9℃

■ 発熱の程度と名称

体温（℃）	36	37	38	39	40.5	41.5	
名称	低温	平熱	微熱	中等熱	高熱	最高熱	過熱

＊体温1℃上昇ごとに代謝が増大する（7～13%亢進）。

● 血圧

■ マンシェットのゴム嚢の幅と長さ（成人）

測定部位	幅（cm）	長さ（cm）	備考
上腕	12～14	22～24	マンシェットの幅が広いと血圧は低く、幅が狭いと血圧は高く測定される
大腿	18～20	48～50	

（JIS規格）

■ 血圧の測定方法

1 測定前の安静時間

測定体位で5分以上

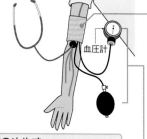

血圧計

2 マンシェットを巻く部位

上腕動脈をゴム嚢で圧迫

3 マンシェットの位置

測定部位と心臓の高さが同じであること

4 マンシェットを巻く強さ

指が1～2本入る程度

5 マンシェットの下縁の位置

肘窩の2～3cm上

6 加圧のめやす

平常値より20～30mmHgまで加圧

7 減圧速度

1拍動2～3mmHg

8 測定値の読み方

血流音の聞こえはじめ（収縮期血圧）と消失時（拡張期血圧）の血圧計の値を読む
2mmHg単位の偶数値を読む

■ 成人における血圧値の分類（診察室血圧、mmHg）

分類	収縮期血圧		拡張期血圧
正常血圧	<120	かつ	<80
正常高値血圧	120−129	かつ	<80
高値血圧	130−139	かつ/または	80−89
Ⅰ度高血圧	140−159	かつ/または	90−99
Ⅱ度高血圧	160−179	かつ/または	100−109
Ⅲ度高血圧	≧180	かつ/または	≧110
（孤立性）収縮期高血圧	≧140	かつ	<90

日本高血圧学会高血圧治療ガイドライン作成委員会 編：高血圧治療ガイドライン2019.日本高血圧学会,2019：表2-5.より一部改変して転載

● 脈拍

■ 脈拍の正常・異常（成人）

基準値	60〜80回/分
不整脈	不規則なリズムの脈（頻脈・徐脈）
頻脈	100回/分以上
徐脈	50〜60回/分以下
結代（結滞）	脈が1つ欠けたように触知される場合
硬脈	硬く緊張した脈
軟脈	緊張が弱くやわらかく触れる脈

■ 脈拍の測定方法

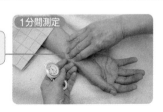

1分間測定

橈骨動脈に示指・中指・薬指を当て脈を触知

■ 心電図の電極の位置

モニター心電図

赤 不関電極　緑 関電極　黄 アース電極

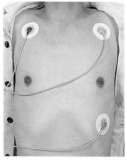 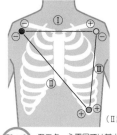

（Ⅱ誘導の場合）

 Check モニター心電図では基本3つの電極
（赤・黄・緑）を貼る（3点誘導）。

12誘導心電図

	電極の色	電極の装着位置	誘導
四肢誘導	赤	右手	—
	黄	左手	
	緑	左足	
	黒	右足	
胸部誘導	赤	第4肋間胸骨右縁	V_1
	黄	第4肋間胸骨左縁	V_2
	緑	V_2とV_4の中間点	V_3
	茶	第5肋間で左鎖骨中線上の点	V_4
	黒	V_4と同じ高さで左前腋窩線上	V_5
	紫	V_4と同じ高さで左中腋窩線上	V_6

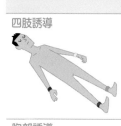 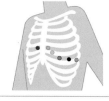

呼吸の正常・異常

呼吸数	基準値	14〜20回/分
	頻呼吸	24回/分以上
	徐呼吸	12回/分以下
1回換気量		400〜500mL
呼吸機能	肺活量	男性：3,500〜4,000mL 女性：2,500〜3,500mL
	%肺活量	80%以上
	1秒率	70%以上
動脈血酸素飽和度（SaO₂、SpO₂）	基準値	95%以上
動脈血ガス分析	酸素吸入適応	90%以下
	酸素分圧（PaO₂）	80〜100Torr（mmHg）
	二酸化炭素分圧（PaCO₂）	35〜45Torr（mmHg）
	酸性度（pH）	7.35〜7.45
	重炭酸イオン濃度（HCO₃⁻）	22〜26mEq/L
	過剰塩基（BE）	−2.2〜+2.2mEq/L

経皮的動脈血酸素飽和度（SpO₂）の測定方法

測定されたSpO₂値を読む

パルスオキシメータ（サチュレーションモニター）のセンサーを指先などに装着して測定する。

挟むタイプ

シールタイプ

■ 呼吸音の聴診順序のめやす

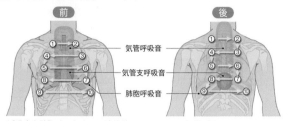

- 呼吸音を聴取するときは、聴診前に、口でゆっくり深呼吸するよう患者に伝える。
- 肺尖部、側胸部、肺の下葉部を含めた胸部全体について、呼気と吸気を左右交互に比較しながら聴診する。

■ 呼吸音の異常

呼吸音の名称		特徴
断続性副雑音	細かい捻髪音（ねんぱつおん）	●チリチリ（髪の毛をこすり合わせる音） ●ベリベリ、バリバリ（硬い風船を膨らませる音） →肺線維症、間質性肺炎など
	粗い水泡音	●ブツブツ、ぼこぼこ（湯が沸騰する音） →気道分泌物の多い気管支拡張症、慢性気管支炎など
連続性副雑音	高調性笛声音（てきせいおん）	●ピーピー、ヒューヒュー（口笛のような音） →気管支喘息など
	低調性いびき音（類鼾音）（るいかんおん）	●ウーウー、グーグー、ブーブー（低いいびきのような音） →舌根沈下（ぜっこんちんか）、気管異物など
胸膜摩擦音		●ギューギュー、ギュッギュッ（こすれ合う音）→胸膜炎など
喘鳴		●患者や他人が聴診器を用いなくても聴取できるゼーゼー、ヒューヒューという異常呼吸音 →気道分泌物の貯留、気管支炎、喘息など

▨ 病室環境に関する指標

病室	●床に水滴など滑りやすいものがないようにする
ベッド	●幅100cm前後、長さ200cm前後 ●高さは患者が端座位になったときに足が床につく35〜45cm程度 ●昇降しない側はベッド柵で転落を予防する ●意識がない場合や不穏時は両柵を設置する
室温	●夏:25〜27℃、冬:20〜22℃
湿度	●夏:45〜65%、冬:40〜60%
照度	●100〜200ルクス
騒音	●日中:50dB以下、夜間:40dB以下
色彩	●壁や家具・寝具などは、眼精疲労を防ぎ、安らぐ色彩にする
換気・臭気	●清浄な空気を取り入れ、不快な臭いを取り除く
物品配置	●患者が生活しやすい配置

▨ 清潔ケアの種類と湯の温度

種類	湯の温度	備考
清拭	50〜55℃	●清拭で皮膚に直接当たるタオルの温度は42〜43℃ ●入浴は、シャワー浴や清拭に比べると酸素消費量が増大し疲労度が増す ●健康状況によっては、入浴時の湯の温度は39〜40℃のぬるめがよい ●国・地域・習慣・健康レベルにより湯の温度や所要時間を調整する ●室温は24±2℃がよい
入浴	39〜42℃	
シャワー浴		
洗髪	39〜41℃	
足浴	39〜40℃	
手浴		
陰部洗浄	38〜40℃	

排泄ケア

■ 浣腸

浣腸液の種類	グリセリン	高圧浣腸		
		微温湯	石けん液	食塩液
濃度	50%		1～2%	0.9%生理食塩水
注入量	60～120mL	500～1,000mL		
温度	40～41℃ ※直腸温37～38℃よりやや高め。43℃以上だと粘膜損傷のおそれあり			
カテーテルの太さ	ネラトンカテーテル10～15号			
体位	左側臥位			
挿入の長さ	5cm ※肛門管の長さ：3～5cm ※直腸の長さ：11～20cm			
液注入後、排便をがまんする時間	抜管と同時にトイレットペーパーで肛門を押さえ、排便を3～5分がまんさせる			
備考		イリゲーターの中の液面の高さは患者の肛門から50cm以下とする		

▧ 導尿

	男性	女性
カテーテルの太さ	一時導尿：12〜15Fr、ネラトンカテーテル6〜8号 持続導尿：バルンカテーテル14〜22Fr	
挿入の長さ	約20cm ※尿道：15〜18cm	4〜6cm ※尿道3〜4cm
体位	仰臥位	
挿入角度	陰茎を90°持ち上げる*	
持続的導尿	バルーンへの滅菌蒸留水注入量5〜20mL ※製品により異なるため、表示を確認する	
備考	尿量の基準：1,000〜1,500mL/日 異常のめやす： 乏尿　400mL/日以下 多尿　2,500mL/日以上 無尿　100mL/日以下	

*尿道球部に達したら60°

▧ カテーテルの挿入方法

男性の場合	女性の場合

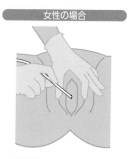

尿道口を上にして（90°）15cmほど挿入後、60°にしてさらに5cmほど挿入する。

外尿道口からやや下向きに4〜6cm挿入する。

■ カテーテルサイズ

イギリス式		フランス式	
号	外径（mm）	Fr	外径（mm）
3	2.5	7	2・1/3（2.33）
		8	2・2/3（2.67）
4	3.0	9	3
5	3.5	10	3・1/3（3.33）
		11	3・2/3（3.67）
6	4.0	12	4
7	4.5	13	4・1/3（4.33）
		14	4・2/3（4.67）
8	5.0	15	5
9	5.5	16	5・1/3（5.33）
		17	5・2/3（5.67）
10	6.0	18	6
11	6.5	19	6・1/3（6.33）
		20	6・2/3（6.67）
12	7.0	21	7
13	7.5	22	7・1/3（7.33）
		23	7・2/3（7.67）
14	8.0	24	8

- カテーテル外径表示には、イギリス式とフランス式がある。
- ネラトンカテーテルはイギリス式表示、ディスポーザブル製品はフランス式表示が多い。
- イギリス式の外径は号数で表し、（号数＋2）÷2が外径mmとなる。
- フランス式の外径はFr（フレンチ）で表し、1Fr＝1/3mmで、1/3mmずつ番号が増える。

注射・輸液

注射の種類と方法

	針の刺入角度	注射針 太さ*1	刃面角度*2	注射部位	注入量
皮内注射	皮膚面とほぼ平行	26〜27G	SB（18°）	主に前腕内側	0.5〜1mL
皮下注射	10〜30° 30〜34Gの極細・短針の場合は90°	23〜25G※	RB（12°）	①上腕骨頭と肘頭から1/3の上腕伸側部 ②肩峰から2〜3横指下の三角筋前半部か中央部の上層部 ③腹壁前面の皮下	2mL以下
筋肉注射	45〜90°	21〜24G	RB（12°）	①三角筋 肩峰から2〜3横指下の三角筋前半部か中央部 ②中殿筋 a.四分三分法の部位 b.クラークの点 c.ホッホシュテッターの部位 ※くわしくはp.74へ	5mL以下

*1 ゲージ（G）の数が大きいほど針管の外径が細い
*2 SB（short bevel）：刃面の角度が18° RB（regular bevel）：刃面の角度が12°
※インスリン注射用には30〜34Gが用いられる。

	針の刺入角度	注射針		注射部位	注入量
		太さ	刃面角度		
静脈内注射・点滴静脈内注射　輸血	10〜30° 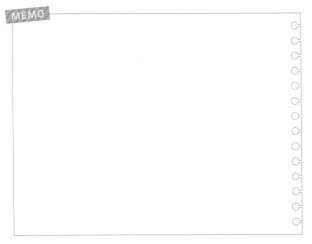	21〜23G	SB（18°）	①上肢（肘正中皮静脈、橈側皮静脈、尺側皮静脈） ②手背 ③足背 🐭Check 静脈内注射、点滴、輸血の場合は、駆血帯をして静脈を怒張させ、針を刺入する。薬液注入時には駆血帯を外す。	● 静脈内注射20mL以下 ● 点滴静脈内注射：50mL〜
		18〜20G			

看護技術の数値

注射・輸液

MEMO

■ 筋肉注射の部位

三角筋前半部

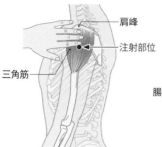

肩峰

注射部位

三角筋

肩峰から3横指下の三角筋中央部か前半部

クラークの点

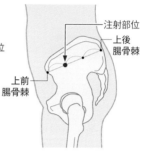

注射部位

上後腸骨棘

上前腸骨棘

上前腸骨棘と上後腸骨棘を結んだ線の前1/3

四分三分法の部位

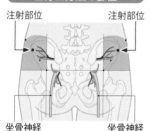

注射部位　　　　　　　注射部位

坐骨神経　　　　　　　坐骨神経

片側殿部を4分割し、交点から腸骨稜に引いた2等分線の外側1/3

ホッホシュテッターの部位

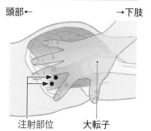

頭部←　　　　　　　→下肢

注射部位　　　　大転子

大転子に手掌を当て上前腸骨棘に示指を当て中指を開いた三角の中央または中指の第2関節に近い部位

■ 点滴セットの種類と構造

成人用・一般用

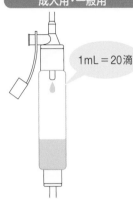

1mL＝20滴

小児用・微量用

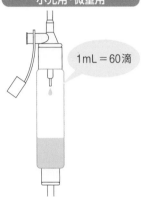

1mL＝60滴

■ 滴下数の計算方法

点滴時間が指定されているときの1分間の滴下数の計算方法

輸液剤の全量または残量（mL）を滴下数に換算し、それを指示された所要分数で割ればよい。

成人用セットを使用する場合

$$滴下数/分＝\frac{輸液量（mL）×20（滴）}{指示された点滴の所要分数}＝\frac{輸液量（mL）×20\ \ 1}{（\ \ ）時間×60分\ \ 3}$$

小児用セットを使用する場合

$$滴下数/分＝\frac{輸液量（mL）×60（滴）}{指示された点滴の所要分数}＝\frac{輸液量（mL）×60}{（\ \ ）時間×60分}$$

特に指示がなければ、一般的には、成人用の点滴セットで60～80滴/分くらいに調整するが、患者の状況と輸液剤の種類によっても速度は変わる。

点滴滴下数の計算方法の例

500mLの輸液を2時間で投与する指示のときの滴下数/分は?

成人用セットなら1mL＝20滴

→では、500mLは何滴か?（20滴を500倍すればよい）

500×20滴になる

→それを2時間、つまり2×60分で投与する指示だから

500×20滴を所要分数で割れば1分間の滴下数がわかる

$$\frac{500×20滴}{2時間×60分}＝83.3滴/分$$

小児用セットなら1mL＝60滴

→では、500mLは何滴か?（60滴を500倍すればよい）

500×60滴になる

→それを2時間、つまり2×60分で投与する指示だから

500×60滴を所要分数で割れば1分間の滴下数がわかる

$$\frac{500×\cancel{60}滴}{2時間×\cancel{60}分}＝250滴/分$$

この場合、1分間に250滴を調整するのは大変なので、成人用セットを選択する。

MEMO

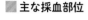

採血

■ 主な採血部位

- 橈側皮静脈（上腕）
- 肘正中皮静脈
- 尺側皮静脈（上腕）
- 副橈側皮静脈
- 前腕正中皮静脈
- 橈側皮静脈（前腕）

Check

穿刺部位としてよく選択されるのは、肘正中皮静脈、橈側皮静脈、尺側皮静脈。

看護技術の数値

注射・輸液／採血

■ 採血のポイント

駆血時間	1分以内
針の太さ	21〜22G
刃面の角度	SB（18°）
針の刺入角度	10〜30°
針刺入の長さ	約1〜1.5cm
抜針後の圧迫時間	抜針後5分程度

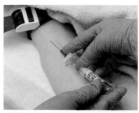

※出血傾向がある場合は長めに圧迫する。

〈参考文献〉日本臨床検査標準協議会：標準採血法ガイドライン（GP4-A3）．学術広告社，東京，2019．

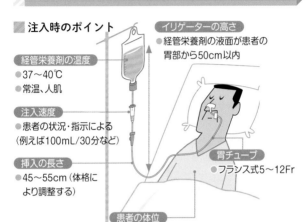

経管栄養法

注入時のポイント

経管栄養剤の温度
- 37～40℃
- 常温、人肌

注入速度
- 患者の状況・指示による
（例えば100mL/30分など）

挿入の長さ
- 45～55cm（体格により調整する）

イリゲーターの高さ
- 経管栄養剤の液面が患者の胃部から50cm以内

胃チューブ
- フランス式5～12Fr

患者の体位
- 注入中：半座位～座位
- 注入後：上体を起こした体位を30～60分保持する

Check 種々の経管栄養専用のチューブが市販され、45cm・55cm・75cmと、挿入の長さがわかるように印がつけられている。

注入後のポイント

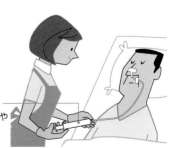

- 白湯を約20～50mL注入する
（管に残った流動食の腐敗防止や管の清浄化・閉塞防止のため）

吸引

▨ 一時吸引

	口腔・鼻腔	気管
カテーテルの太さ	●フランス式ディスポーザブルカテーテル：10〜14Fr ●イギリス式ネラトンカテーテル：6〜8号	
吸引圧	●13〜26kPa* （100〜200mmHg）	●10〜26kPa （80〜200mmHg） ※状況によっては20kPa （150mmHg）まで ●高圧の場合、気管壁粘膜の剥離・損傷のおそれ
1回の吸引時間	●10秒以内（低酸素血症予防のため）	
カテーテル挿入の長さ	●口腔内（門歯〜咽頭）：7cm〜10cm以内 🐨Check 咽頭の奥を刺激しすぎると嘔吐反射を招くため注意する。 ●鼻腔内：15cm程度にとどめる 🐨Check 痰の喀出程度・量によって挿入の長さを加減する。挿入しにくいときは無理に挿入せず、また喀出血を招かないように注意する。	●気管切開：使用している気管カニューレの長さ（成人約10cm）以内 ●気管挿管：使用している気管挿管の管の長さ（約25〜30cm）前後 🐨Check 気管分岐部を越えないように注意する。門歯から気管分岐部まで成人で約23〜26cm。外鼻孔から気管分岐部までの長さは、さらに約3cmプラス。

*1kPa≒7.5mmHg

酸素吸入

- 動脈血酸素飽和度（SpO₂、SaO₂）90%以下、動脈血酸素分圧（PaO₂）60Torr（mmHg）以下の低酸素血症の場合、酸素吸入の適応となる。

酸素吸入の方法

ベンチュリーマスクの酸素流量と吸入気酸素濃度（例）

オキシジェンマスクの例

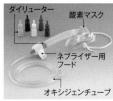

（写真提供：日本メディカルネクスト株式会社）

ダイリューターの色	酸素流量（L/分）	吸入気酸素濃度（%）
青	2	24
黄	3	28
白	4	31
緑	6	35
	8	40
オレンジ	12	50

※大気中の酸素濃度は、20.99Vol%

その他の酸素吸入の方法

経鼻カニューレ（経鼻カヌラ）	フェイスマスク（酸素マスク）	リザーバー付きマスク
両鼻腔に装着する。	鼻と口を覆う。	リザーバーバッグに酸素がたまる。高濃度の酸素を投与できる。

■ 中央配管からの酸素吸入

看護技術の数値

酸素吸入

フロート式の酸素流量計	ダイヤル式の酸素流量計

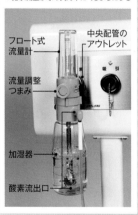

指示流量→

●指示流量が球の真ん中にくるようにする

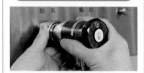

●ダイヤルを回して流量を設定する

フロート式流量計

中央配管のアウトレット

流量調整つまみ

加湿器

酸素流出口

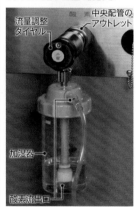

流量調整ダイヤル

中央配管のアウトレット

加湿器

酸素流出口

酸素加湿器(湿潤器)

- ●酸素のみを流すと気道が乾燥してしまうため加湿する
- ●加湿器には、滅菌蒸留水を規定線まで入れる
- ●蒸留水や加湿器は、定期的に消毒・交換し、細菌の繁殖を防ぐ
- ●右写真のようなディスポーザブルタイプもある

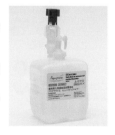

■ 酸素ボンベによる酸素吸入 *3.4L容器に500Lの酸素が充塡されている場合

酸素ボンベの交換

① 使い終わった酸素ボンベ
の栓を締める

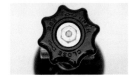

② ボンベから圧力計・流量計をはずす

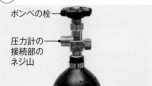

ボンベの栓 ―

圧力計の
接続部の
ネジ山

③ 新しい酸素ボンベに圧力計・流量計を付ける

フロート式
の流量計

ダイヤル式
の流量計

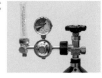
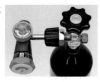

④ 加湿用滅菌蒸留水を取り付ける

⑤ 圧力計の圧を確認する

※未使用時、
圧力計の針は
14.7MPaを
指す

⑥ 流量計を動かして酸素が流れる
ことを確認する

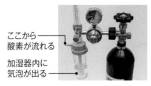

ここから ―
酸素が流れる

加湿器内に ―
気泡が出る

⑦ 患者に使用するまでは流量計を
止め、ボンベの栓を締めておく

ボンベ内の酸素量の計算

① ボンベのラベルで『未使用時の充填圧力』と
『未使用時の酸素の内容量』を確認する。

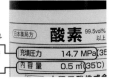

充填圧力（未使用時、酸素がどのくらいの圧力で詰め込まれ
ているか）＝14.7MPa
kgf/cm²の単位に換算すると1MPa＝10.2kgf/cm²なので
14.7MPa×10.2≒149.94kgf/cm²≒150kgf/cm²
未使用時内容量は500L（0.5m³）

② 現在の圧力計の値を確認（ボンベを開栓して確認）し、『（未使用時）内容
量』に『（未使用時）充填圧力に対する現在の圧力の比』をかけて、ボンベ
内の残量を計算する。

ボンベ内の酸素の残量の計算

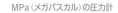

MPa（メガパスカル）の圧力計	kgf/cm²（重量キログラムバー／平方センチメートル）の圧力計
未使用時 内容量(L) × $\dfrac{現在の圧力計の値(MPa)}{未使用時充填圧力(MPa)}$	未使用時 内容量(L) × $\dfrac{現在の圧力計の値(kgf/cm²)}{未使用時充填圧力(kgf/cm²)}$
↓	↓
500 (L) × $\dfrac{現在の圧力計の値(MPa)}{14.7(MPa)}$	500 (L) × $\dfrac{現在の圧力計の値(kgf/cm²)}{150(kgf/cm²)}$

使用可能 ＝ $\dfrac{ボンベ内の酸素の残量(L)}{医師から指示された毎分の酸素流量(L/分)}$
分数(L)

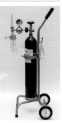

臨床でよく見かける酸素ボンベの圧と量

- 充填圧力：未使用時 14.7MPa（150kgf/cm²）
- 内容量：3.4L容積のボンベ内に500Lの酸素が
  充填されている。

ボンベの容積は、ボンベ
上段に刻印してある。
V：volume（容積）

妊娠週数の呼び方と定期健診

妊娠月数	妊娠週数	WHO	日本の定義	定期健診
1	0〜3	早期産 259日未満	流産 22週未満	4週間に1回
2	4〜7			
3	8〜11			
4	12〜15			
5	16〜19			
6	20 21 22 23		早産 22週以後 37週未満	
7	24 25 26 27			2週間に1回
8	28 29 30 31			
9	32 33 34 35			
10	36 37 38 39	正期産 259〜293日	正期産 37週以後 42週未満	1週間に1回
	40 41 42 43 ↓	過期産 294日以後	過期産 42週以後	

▓ 妊娠週数と子宮・胎児の大きさ

妊娠週数	胎児の発育		子宮の変化		
	身長(cm)	体重(g)	大きさ	子宮底長(cm)	子宮底の高さ
4	0.4〜1		鶏卵大 (けいらんだい)		
8	2〜3	4	鵞卵大 (がらんだい)		
12	7〜9	20	手拳大 (しゅけんだい)		恥骨結合上縁
16	16	120	新生児頭大	12	恥骨結合上縁と臍の中間
20	25	250〜300	少年頭大	18	臍下2横指
24	30	600〜700	成人頭大	20	臍高
28	35	1,000〜1,200		23	臍上2横指
32	40	1,500〜1,700		26	臍と剣状突起の中間
34	45	2,000〜2,500		30	剣状突起下2〜3横指
40	50	3,000〜3,500		33	臍と剣状突起の中間

▓ 乳頭の状態

形態	正常、扁平、陥没、裂状、巨大、短小
高さ	通常0.7〜1cm。0.6cm以下:低い、0.4cm以下:扁平
柔軟性	耳たぶの硬さ(軟らかい)、指の腹の硬さ(中程度)、大豆様(硬い)

■ 分娩各期と所要時間

分娩各期		所要時間		子宮口の変化 子宮収縮の時間／間隔
分娩が近づいたしるし		2、3週〜数日前ごろ		●1〜2cm ●1日数回、腹部が硬くなる（不規則な子宮収縮）
分娩 第1期 開口期	規則的子宮 収縮開始〜 子宮口全開 大まで	初産	10〜12時間	●1〜2cm→2〜3cm ●20〜30秒／8〜10分 ●5〜6cm→7〜8cm→ 10cm ●30〜40秒／5〜6分 →40〜60秒／2〜3分
		経産	5〜6時間	
分娩 第2期 娩出期	子宮口全開 大から胎児 娩出まで	初産	1〜2時間	●子宮口10cm（全開大） →破水→排臨→発露 ●40〜60秒／1〜2分
		経産	30分〜1時間	
分娩 第3期 後産期	胎児娩出か ら胎盤娩出 まで	初産	15〜30分	●胎盤が娩出される
		経産	10〜15分	
分娩 第4期	胎盤娩出後 2時間	初産婦・経産婦とも 2時間		●下腹に手を当てると硬 く収縮した子宮が触れる （テニスボールの硬さ）

郵便はがき

料金受取人払郵便

小石川局承認

7624

差出有効期間
2025年4月
20日まで

（このはがきは、
切手をはらずに
ご投函ください）

112-8790
065
（受取人）
東京都文京区
小石川二丁目三-二三
照林社　書籍編集部　行

|||i||i|i||ii||i||ii|i|i||ii|i|i|||i||i|ii||i|i||i||i||i||i|i||

□□□-□□□□□　TEL　　　－　　　－
　　　　　　　　E-MAIL
　　　都道　　　　　　市区
　　　府県　　　　　　郡

（フリガナ）　　　　　　　　　　　　　　　　　　　年齢

お名前　　　　　　　　　　　　　　　　　　　　　　　　歳

あなたは　1.学生　2.看護師・准看護師　3.看護教員　4.その他（　　　　　）

学生の方　1.大学　2.短大　3.専門学校　4.高等学校　5.その他（　　　　　）
　　　　　1.レギュラーコース　2.進学コース　3.准看護師学校

臨床の方　所属の病院名（　　　　　）病棟　役職　1.師長　2.主任　3.その他（　　　　）
　1.大学病院　2.国立病院　3.公的病院(日赤、済生会など)　4.民間病院(医療法人など)　5.その他（　　　）

看護教員の方　ご担当の科目　1.総論　2.成人　3.小児　4.母性　5.その他（　　　　）

その他の所属の方　所属先　1.保健所　2.健康管理室　3.老人施設　4.その他（　　　　）

新刊やセミナー情報などメールマガジン配信を希望される方はE-mailアドレスをご記入ください。
E-mail

ご記入いただいた情報は厳重に管理し第三者に提供することはございません。

『看護学生クイックノート 第3版』
愛読者アンケート

（200577）

★ご愛読ありがとうございました。今後の出版物の参考にさせていただきますので、アンケートにご協力ください。

●本書を何でお知りになりましたか？
　1.書店で実物を見て　　2.書店店員に紹介されて　　3.学校から紹介されて
　4.知人に紹介されて　　5.インターネットで調べて　　6.チラシを見て
　7.「プチナース」もしくは「エキスパートナース」の広告を見て
　8.SNSを見て　　9.その他（　　　　　　　　　　　　　　　　　　　　　　　）

●本書をごらんになったご意見・ご感想をお聞かせください。
　表紙は（よい　悪い）　定価は（高い　普通　安い）
　本の大きさは（ちょうどよい　小さすぎる）

●本書で役立った内容を具体的にお教えください。

●本書で足りなかった点、今後追加してほしい内容を具体的にお教えください。

●今後「クイックノート」シリーズでほしいテーマは何ですか？

●実習、国試対策など看護学生生活に関して、何か困っていること、もっと知りたいことがあれば、具体的にお教えください。

ありがとうございました

◼ 分娩後日数と子宮復古状態との関係

| 分娩後日数 | 子宮底の状態 | | 悪露の状態 | |
	高さ	長さ(cm)	色	量(全量500～1,000mL)
胎盤娩出直後	臍下2～3横指	11～12	赤色(血性)	多量
分娩後12時間	臍高～臍上1～2横指	15～16		
1日	臍下1横指	13～14		中等量
2日	臍下2横指	13		
3日	分娩直後と同じ	11～12		
4日	臍と恥骨結合上縁の中央	11	褐色(漿液性)	
5日	恥骨結合上縁上3横指	8～9		
6日	恥骨結合上縁上2横指	7～8		少量
7日	恥骨結合上縁上1横指	6～7		
10日	わずかに触れる	5	黄色	
14日	触れない	―		
2週～			白色	

看護技術の数値

母性・小児看護

■ 新生児のアプガースコア*

点数	0点	1点	2点
心拍数	なし	100回/分未満	100回/分以上
呼吸	なし	弱々しい泣き声	強く泣く
筋緊張	だらんとしている	いくらか四肢を曲げる	四肢を活発に動かす
反射	反応しない	顔をしかめる	泣く
皮膚の色	全身蒼白または暗紫色	体幹ピンク・四肢チアノーゼ	全身ピンク

*Apgar score：出生直後の新生児の健康状態を表す指標。

（評価方法）8〜10点：正常、4〜7点：軽症仮死、0〜3点：重症仮死
●生後1分と5分で評価する。
●日本産科婦人科学会/日本産科婦人科医会編集・監修の『産婦人科診療ガイドライン 産科編2020』では、アプガースコアについて、10点満点中7点未満が新生児仮死（0〜3点を第2度仮死、4〜6点を第1度仮死）としている。

■ 新生児のバイタルサイン

呼吸数		40〜50回/分 腹式呼吸型	呻吟、鼻翼呼吸、陥没呼吸、肺雑音、チアノーゼは医師へ報告
心拍数		110〜160回/分	90回/分以下、200回/分以上、リズム不整の場合、心雑音2/6以上では医師へ報告
体温	皮膚温 （腋窩・頸部温）	37℃前後 （生後10〜15時間後）	●直腸温は皮膚温より約0.5〜1℃高い ●日常の体温は主に皮膚温で測定。出生直後は環境の影響を受けて体温が変動しやすく、鎖肛の有無の確認も兼ねて直腸温を測定する ●直腸温36℃以下、38℃以上は医師へ報告
	直腸温	37.5〜38℃ （出生直後）	

小児のバイタルサイン

		乳児	幼児	学童
呼吸（回/分）		30～40	20～30	15～25
脈拍（回/分）		110～130	90～120	80～90
血圧 （mmHg）	収縮期圧	80～90	90～100	100～110
	拡張期圧	50～60	50～60	60～70
体温	腋窩（℃）	37.1	37.0	36.9
	直腸（℃）	37.5	37.5	37.4
	口腔（℃）	危険なので乳幼児は行わない		腋窩温 +0.4～ 0.5℃

＊直腸での検温は粘膜損傷等の危険があり、一般的には腋窩で行う。

小児の水分必要量と排泄量

	乳児	幼児	学童
水分必要量（mL/kg/日）	120～150	100	80
不感蒸泄量（mL/kg/日）	50～60	40	30
尿量（mL/kg/日）	80～90	50	40

MEMO

▨ マンシェットのゴム嚢の幅と長さ(小児)

対象	幅(cm)	長さ(cm)
3か月未満	3	15
3か月〜3歳未満	5	20
3歳〜6歳未満	7	20
6歳〜9歳未満	9	25
9歳以上	12〜14	30

▨ 沐浴

湯の温度	● 38〜40℃
室温	● 25℃前後
沐浴時間	● 10分以内 ※湯に浸かっている時間は5〜6分
授乳後の時間帯	● 哺乳後最低1〜1.5時間後 ● 満腹時や空腹の激しい時間は避ける

▨ 母乳栄養の長所

1. 免疫グロブリン等の含有量が多く、感染症・アレルギーなどへの抵抗力を強化
2. 母乳の組成・分泌量が新生児の消化能力と適合
3. 人肌適温
4. スキンシップによる母子の心理的安定と絆の強化
5. 母親の子宮復古、身体回復の促進
6. ミルク代がかからない

■ 母乳の変化

呼び方	産褥日数	特徴	1日の分泌量
初乳	2～3日	●黄色～半透明の乳汁 ●タンパク質、免疫グロブリンを多く含む	約20～50mL
移行乳	3～4日	●タンパク質・無機質が減り、乳糖が増加	約200～500mL
成乳	7～10日過ぎ	●白色の不透明な乳汁 ●脂肪が多い ●ビフィズス因子・さまざまな抗体を含む	約400～500mL

■ 授乳

1回授乳時間	●10～15分	
1日の授乳回数	●新生児：8～15回/日（自律授乳[*1]）	
乳児の体位	●45°くらい上体を起こす ●授乳後排気がないとき：右側臥位で15～30°上体を起こす	
ミルクの温度	37～38℃	
新生児の授乳量 （ミルクの場合） のめやす[*2]	1日	10mL/回
	2日	20mL/回
	5日	50mL/回
	2週	60～100mL/回
	1か月	100～130mL/回

[*1] 児がほしがるときにほしがるだけ与える自律授乳と、3時間おきに与える時間授乳がある。近年は自律授乳が主流となっている。
[*2] 授乳量には個人差があるので、1日のめやす量に達していなくても児が元気で体重が増えているなら心配ないとされる（厚生労働省「授乳・離乳の支援ガイド2019」）。

検査値

主要な検査の基準値、
異常で考えられる疾患・病態が一目でわかります。

■ 主な検査項目と異常時の代表的判断

検査項目	略語	異常時の判断
赤血球数	RBC	**低下**→貧血
血色素量	Hb	
ヘマトクリット	Ht	
白血球数	WBC	**上昇**→感染、炎症 **低下**→感染
C反応性タンパク	CRP	**上昇**→炎症
血小板数	PLT	**低下**→出血傾向
総タンパク	TP	**低下**→低栄養
アルブミン	Alb	
尿素窒素	BUN	**上昇**→腎機能低下
クレアチニン	Cr	
血糖	BS、GLU	**上昇**→糖尿病
ヘモグロビンA1c	HbA1c	
アスパラギン酸アミノトランスフェラーゼ、アラニンアミノトランスフェラーゼ	AST（GOT） ALT（GPT）	**上昇**→肝機能低下
%肺活量	%VC	**低下**→呼吸機能低下
1秒率	FEV1.0%	
動脈血酸素飽和度	SpO_2 SaO_2	**低下**→低酸素血症

血球検査

赤血球数 （RBC）	➡️基準値 370万〜540万/μL	🔺高 真性多血症（かけつしょう） 🔻低 各種の貧血（鉄欠乏性貧血（てつけつぼう）、巨赤芽球性貧血（きょせきがきゅうせい）、再生不良性貧血、溶血性貧血など）、出血、一部の感染症、膠原病（こうげんびょう）、抗がん薬与薬など
血色素量 （ヘモグロビン 量：Hb）	➡️基準値 11〜17g/dL	🔻低 貧血など
ヘマトクリット （Ht）	➡️基準値 34〜49%	🔺高 外傷や出血による血漿濃縮。多血症など 🔻低 貧血など
血小板数 （Plt）	➡️基準値 14万〜34万/μL	🔺高 真性多血症など 🔻低 特発性血小板減少性紫斑病（とくはつせいけっしょうばんげんしょうせいしはんびょう）、血栓性血小板減少性紫斑病、急性白血病、再生不良性貧血、薬物アレルギー、悪性貧血、多発性骨髄腫（こつずい）、がんの骨髄転移、肝硬変症、播種性血管内凝固症候群（はしゅせい）（DIC）など
白血球数 （WBC）	➡️基準値 3,000〜8,800/μL	🔺高 感染症、自己免疫疾患、ステロイドなどの与薬後、ホジキン病、白血病など

		🛡低
		抗がん薬の長期与薬、放射線照射、がんの骨髄転移、急性白血病、骨髄線維症、多発性骨髄腫、再生不良性貧血、粟粒結核（ぞくりゅうけっかく）、敗血症、腸チフス、一部のウイルス感染症（麻疹（ましん）、水痘（すいとう）、風疹（ふうしん））など

生化学検査① 電解質・金属

血清ナトリウム (Na)	➡基準値 138〜148mEq/L	🔺高 高ナトリウム血症、脱水状態、尿崩症、原発性アルドステロン症、クッシング症候群など
		🛡低 低ナトリウム血症、脱水状態（下痢・嘔吐などによる体液の喪失、心不全など）、アジソン病、ネフローゼ症候群、腎不全など
血清カリウム (K)	➡基準値 3.6〜5.2mEq/L	🔺高 高カリウム血症、腎不全、アジソン病、代謝性アシドーシス、低アルドステロン症、抗アルドステロン薬服用など。8mEq/L以上で心停止のおそれ
		🛡低 低カリウム血症
血清カルシウム (Ca)	➡基準値 8.5〜10.0mg/dL	🔺高 高カルシウム血症、原発性副甲状腺機能亢進症、異所性副甲状腺ホルモン産生の悪性腫瘍、甲状腺機能亢進症、サルコイドーシス、褐色細胞腫、薬物中毒（ビタミンDなど）

		🛡低 低カルシウム血症、テタニー、慢性腎不全、副甲状腺機能低下症、アルカローシス、ビタミンD不足、敗血症、吸収不良症候群
血清クロール (Cl)	➡基準値 98～108mEq/L	⚔高 高クロール血症、クロール過剰投与（高カロリー輸液など）、脱水症、呼吸性アルカローシス、下痢、慢性腎炎、副腎皮質機能亢進症、尿細管性アシドーシス 🛡低 低クロール血症、消化管からの喪失（嘔吐、下痢）、腎からの喪失（利尿薬、呼吸性アシドーシス、副甲状腺機能亢進症、慢性腎炎）、栄養失調、大量輸血
血清鉄 (Fe)	➡基準値 50～200μg/dL	⚔高 再生不良性貧血、巨赤芽球性貧血など 🛡低 鉄欠乏性貧血、慢性出血など
血清 マグネシウム (Mg)	➡基準値 1.8～2.4mg/dL	⚔高 高マグネシウム血症、腎不全、アジソン病、甲状腺機能低下症、糖尿病性ケトアシドーシス 🛡低 低マグネシウム血症、吸収不良症候群、慢性下痢、アルコール性肝硬変、原発性副甲状腺機能亢進症、甲状腺機能亢進症、腎炎

総タンパク (TP)	➡基準値 6.5〜8.2g/dL	⬆高 高タンパク血症、多発性骨髄腫、原発性マクログロブリン血症、肝硬変、慢性肝炎、脱水 ⬇低 低タンパク血症、栄養障害、ネフローゼ症候群、熱傷、出血、外傷、腹水貯留、悪性腫瘍など
アルブミン (Alb)	➡基準値 3.9〜5.1g/dL	⬇低 栄養障害、ネフローゼ症候群、熱傷、出血、外傷、腹水貯留、悪性腫瘍など
尿素窒素 (BUN/UN)	➡基準値 8〜20mg/dL	⬆高 腎機能低下、腎不全、尿毒症、脱水症、薬剤投与（抗がん薬など）
血清クレアチニン (Cr/SCr)	➡基準値 0.4〜1.2mg/dL	⬆高 腎炎、糖尿病性腎症、腎不全、うっ血性心不全、肝硬変、脱水、高血圧症。腎血流量の減少で上昇するため、利尿薬や腎障害を起こす薬剤の投与でも増加する ⬇低 筋疾患（筋ジストロフィー、筋萎縮性側索硬化症）、妊娠、尿崩症
血清ビリルビン (胆汁色素)	➡基準値 ①総ビリルビン: 0.2〜1.0mg/dL ②直接ビリルビン: 0.1〜0.3mg/dL ③間接ビリルビン: 0.1〜0.8mg/dL	⬆高 総ビリルビン、直接ビリルビン 肝炎（急性、慢性、劇症、アルコール性、自己免疫性、薬剤性）、肝硬変、肝内胆汁うっ滞、急性脂肪肝、閉塞性黄疸 間接ビリルビン 溶血性貧血、新生児黄疸、体質性黄疸（ギルバート症候群、クリグラー・ナジャー症候群）

生化学検査③ 糖代謝・炎症マーカー

血糖 (BS、グルコース[GLU])	▶基準値 60～109mg/dL (早朝空腹時血漿血糖)	⚠高 糖尿病 🔻低 精密検査を要する。空腹時低血糖では、肝疾患、腎疾患、敗血症、種々のホルモン欠損症、インスリノーマなど
糖負荷試験 (GTT)	▶基準値 **75g経口ブドウ糖負荷後 2時間：140mg/dL未満**	⚠高 糖尿病
HbA1c	▶NGSP値* 4.6～6.2%	⚠高 糖尿病(6.5%以上)
C反応性タンパク (CRP)	▶基準値 0.3mg/dL以下	⚠高 感染症、膠原病(リウマチ熱、全身性エリテマトーデス、関節リウマチなど)、悪性腫瘍(広範な転移)、心筋梗塞、肺梗塞や手術後の組織壊死など

＊NGSP：National Glycohemoglobin Standardization Program

検査値

生化学検査

MEMO

総コレステロール (T-chol)	▶基準値 132〜219mg/dL	⬆高 コレステロールの合成亢進、異化障害による体内でのコレステロールの蓄積
LDL コレステロール (LDL-C:悪玉コレステロール)	▶基準値 140mg/dL未満	⬆高 動脈硬化、糖尿病など ⬇低 肝硬変、甲状腺機能亢進症など
HDL コレステロール (HDL-C:善玉コレステロール)	▶基準値 40〜80mg/dL	⬇低 動脈硬化、糖尿病など
LH比 $\left(\dfrac{\text{LDL-C}}{\text{HDL-C}}\right)$	▶基準値 2以下	⬆高 動脈硬化、心筋梗塞など
中性脂肪 (トリグリセリド:TG)	▶基準値 38〜149mg/dL	⬆高 **原発性**:リポタンパクリパーゼ欠損症、アポCⅡ欠損症、特発性高カイロミクロン血症、家族性複合型高脂血症、LCAT欠損症 **持続性**:代謝疾患(糖尿病、高尿酸血症)、内分泌疾患(甲状腺機能低下症、末端肥大症、クッシング症候群)、腎疾患(ネフローゼ症候群、腎不全)、閉塞性黄疸、急性膵炎、貧血、多発性骨髄腫、食事性、薬物性(ステロイドなど) ⬇低 甲状腺機能亢進症、吸収不良症候群

AST(GOT) ALT(GPT)	➡基準値 AST：7〜38 IU/L ALT：4〜44 IU/L	🔺高 肝障害、心筋梗塞など
γ-GT(γ-GTP)	➡基準値 男性 50 IU/L以下 女性 30 IU/L以下	🔺高 アルコール性肝障害、脂肪肝など
クレアチンキナーゼMB (CK-MB)	➡基準値 定性：1〜4% 定量：15〜25 IU/L	🔺高 急性心筋梗塞など
アミラーゼ (AMY)	➡基準値 66〜200 IU/L	🔺高 急性膵炎、膵がんなど
アンモニア (NH₃)	➡基準値 40〜80μg/dL	🔺高 重症肝障害時の肝性脳症など
血液ガス	➡基準値 PaO_2（動脈血酸素分圧）：80〜100mmHg（Torr） $PaCO_2$（動脈血二酸化炭素分圧）：35〜45mmHg（Torr） SaO_2（動脈血酸素飽和度）：95%以上 pH（水素イオン指数）：7.35〜7.45 HCO_3^-（炭酸水素イオン）：22〜26mEq/L BE（塩基過剰）：−2.2〜+2.2mEq/L	🔺高 $PaCO_2$：CO_2ナルコーシス 🔻低 PaO_2：貧血・気道閉塞・高山病などによる低酸素血症、呼吸不全など $PaCO_2$：過換気症候群など SaO_2：呼吸不全 pH7.35未満：アシドーシス pH7.45以上：アルカローシス 😺Check pHは酸性・アルカリ性の度合いを示す水素イオン指数。7は中性、数値が小さいほど酸性で、大きいほどアルカリ性

呼吸機能検査

%肺活量 （%VC）	➡基準値 80%以上	☟低 気管支拡張症、肺線維症、間質性肺炎など
1秒率	➡基準値 70%以上	☟低 慢性閉塞性肺疾患（COPD）、喘息、慢性気管支炎など

感染症検査

梅毒血清 反応 （STS）	➡基準値 陰性（−）	♋陽性（＋） 梅毒、生物学的擬陽性（妊娠、結核、全身性エリテマトーデスなど）
A型肝炎 ウイルス （HAV）	➡基準値 陰性（−）	♋陽性（＋） **HAV抗体、IGM・HA抗体ともに陽性** HAV感染中 **HAV抗体陽性、IGM・HA抗体陰性** 過去にHAVに感染し免疫を獲得している
B型肝炎 ウイルス （HBV）	➡基準値 HBs抗原：陰性（−） HBs抗体：陰性（−） HBe抗原：陰性（−） HBe抗体：陰性（−）	♋陽性（＋） **HBs抗原** 現在HBV感染中 **HBs抗体** 過去に感染したか、ワクチン接種後 **HBe抗体** HBe抗原が消失する時期に陽性化。予後はよい
C型肝炎 ウイルス （HCV）	➡基準値 **HCV抗体定性**：陰性（−） **HCV-RNA定性**：陰性（−） **HCV-RNA定量**：検出なし **HCVウイルス型**：検出なし	♋陽性（＋） **HCV抗体** HCVキャリア、過去に感染し治癒、抗体陽性でAST・ALTが異常な場合、HCV-RNAを測定し、慢性肝炎として治療
HIV （ヒト免疫不 全ウイルス）	➡基準値 スクリーニング検査 HIV抗体：陰性（−）	♋陽性（＋） **スクリーニング検査→確認検査でも陽性** HIV感染

尿検査

尿タンパク	▶基準値 **定性**：陰性（−） **定量**：150mg/日未満 （蓄尿）	⚠陽性（＋）または高 腎障害（ネフローゼ症候群、糸球体腎炎、腎盂腎炎、腎腫瘍）、中毒
尿潜血反応	▶基準値　陰性（−）	⚠陽性（＋） 腎・尿路系の炎症および結石、腫瘍、出血性素因など
尿比重・ 尿浸透圧	▶基準値 **尿比重**：1.015〜1.025 **尿浸透圧**： 50〜1,300mOsm/L	⚠高 著しい高比重（1.036以上）で脱水症、タンパク・糖の混入など ⬇低 水分過剰摂取、尿崩症、利尿薬の投与時など
尿沈渣	▶基準値 **赤血球**：1視野に5個以内 **白血球**：1視野に5個以内 **上皮細胞**：1視野に少数 **円柱**：1視野に0個	⚠高 腎炎、ネフローゼ症候群、尿路結石、尿路感染症など
尿中ケトン （アセトン） 体	▶基準値　陰性（−）	⚠陽性（＋） 糖尿病（特に糖尿病性ケトアシドーシス）、飢餓状態、嘔吐、下痢、甲状腺機能亢進症
尿胆汁色素 （ビリルビン、 ウロビリノゲン）	▶基準値 ①ビリルビン：陰性（−） ②ウロビリノゲン：弱陽性 （±〜1＋）	⚠陽性（＋） **ビリルビン** 肝細胞性黄疸、閉塞性黄疸 **ウロビリノゲン（2＋〜4＋）** 肝障害、溶血性貧血、著しい疲労など ⬇陰性（−） 総胆管閉塞、閉塞性黄疸など
尿糖	▶基準値 **定性**：陰性（−） **定量**：100mg/日以下 （蓄尿）	⚠陽性（＋）または高 ![Check] 糖尿病（血糖が約160mg/dLを超えると尿糖は＋になる）、内分泌疾患（末端肥大症、クッシング症候群、褐色細胞腫）、妊娠、心筋梗塞

実習でよく出合う薬

- **処方箋**：処方箋医薬品。医師により作成された処方箋がなければ販売することができない医薬品のこと。
- 麻薬・毒薬は施錠管理

商品名	一般名	規制区分	使用目的の例
あ アダラート	ニフェジピン	処方箋 劇薬	血管拡張、降圧
アタラックス-P	ヒドロキシジン塩酸塩	処方箋	不安・緊張・抑うつの緩和
アドナ	カルバゾクロムスルホン酸ナトリウム水和物	処方箋	血管透過性亢進を抑制し、血管抵抗値を増強させ止血をはかる
アドリアシン	ドキソルビシン塩酸塩	処方箋 劇薬	抗悪性腫瘍薬 副作用 骨髄抑制、心毒性など
アナペイン	ロピバカイン塩酸塩水和物	処方箋 劇薬	硬膜外腔から持続投与することによる術後鎮痛
アバプロ	イルベサルタン	処方箋	降圧
アモバン	ゾピクロン	処方箋 向精神薬、習慣性	睡眠薬 備考 超短時間型（2〜4時間）
アルケラン	メルファラン	処方箋 毒薬	造血幹細胞移植前処置薬、多発性骨髄腫治療薬
アルダクトンA	スピロノラクトン	処方箋	利尿、降圧
アルチバ	レミフェンタニル塩酸塩	処方箋 劇薬、麻薬	全身麻酔の導入および維持における鎮痛
アレンドロン	アレンドロン酸ナトリウム水和物	処方箋 劇薬	骨粗鬆症の治療 備考 週1回起床時服用。服用後30分は臥床・飲食（水以外）禁止
い イソゾール	チアミラールナトリウム	処方箋 劇薬、習慣性	静脈麻酔
イソフルラン	イソフルラン	処方箋 劇薬	全身麻酔時の吸入維持麻酔薬
イダマイシン	イダルビシン塩酸塩	処方箋 毒薬	抗腫瘍性抗生物質製剤 副作用 骨髄抑制、心毒性など
イノバン	ドパミン塩酸塩	処方箋 劇薬	急性循環不全改善
イホマイド	イホスファミド	処方箋 劇薬	抗悪性腫瘍薬 副作用 骨髄抑制、出血性膀胱炎等

商品名	一般名	規制区分	使用目的の例
イマチニブ	イマチニブメシル酸塩	処方薬 劇薬	抗悪性腫瘍薬 分子標的治療薬
イリノテカン	イリノテカン塩酸塩水和物	処方薬 劇薬	抗悪性腫瘍剤 副作用 骨髄抑制、下痢
インテバン	インドメタシン	処方薬 劇薬	消炎鎮痛
エクザール	ビンブラスチン硫酸塩	処方薬 劇薬	抗悪性腫瘍薬 副作用 骨髄抑制、末梢神経障害等
エスラックス	ロクロニウム臭化物	処方薬 毒薬	麻酔時・気管挿管時の筋弛緩
エビスタ	ラロキシフェン塩酸塩	処方薬	閉経後骨粗鬆症の改善
エピペン	アドレナリン、エピネフリン	処方薬 劇薬	アナフィラキシーショックの補助治療
MSコンチン	モルヒネ硫酸塩水和物	処方薬 劇薬、麻薬	癌性疼痛の緩和 副作用 嘔気・嘔吐と便秘
エンドキサン	シクロホスファミド水和物	処方薬 劇薬	抗悪性腫瘍薬 副作用 骨髄抑制、出血性膀胱炎等
オキシコンチン	オキシコドン塩酸塩	処方薬 劇薬、麻薬	癌性疼痛の緩和 副作用 嘔気・嘔吐と便秘
オプジーボ	ニボルマブ(遺伝子組換え)	処方薬 劇薬	抗悪性腫瘍薬 ヒト型抗ヒトPD-1モノクローナル抗体 副作用 間質性肺炎など
オンコビン	ビンクリスチン硫酸塩	処方薬 劇薬	抗悪性腫瘍薬 副作用 骨髄抑制、末梢神経障害等
カイトリル	グラニセトロン塩酸塩	処方薬 劇薬	抗がん薬使用時の制吐
ガスター	ファモチジン	注射:処方薬	胃酸抑制、胃潰瘍治療
ガストログラフイン	アミドトリゾ酸ナトリウムメグルミン	処方薬	胃および腸切除後の造影などで使用される水溶性消化管造影剤
カナマイシン	カナマイシン一硫酸塩	処方薬	腸管感染症治療の非吸収性抗生物質
カルチコール	グルコン酸カルシウム水和物	処方薬	低カルシウム血症によるテタニーなどの予防・改善
カロナール	アセトアミノフェン	処方薬 劇薬(含有量によって普通薬)	解熱鎮痛
キシロカイン	リドカイン塩酸塩	処方薬 劇薬	局所麻酔

え

お

か

き

よく出合う薬 あ〜き

	商品名	一般名	規制区分	使用目的の例
く	グラン	フィルグラスチム（遺伝子組換え）	処方箋	顆粒球コロニー形成刺激因子製剤（G-CSF製剤）
	クレストール	ロスバスタチンカルシウム	処方箋	LDL（悪玉）コレステロール低下、動脈硬化予防
け	K.C.L.	塩化カリウム	処方箋	カリウム補給 備考 点滴内に希釈し使用。ワンショット急速静注で心停止のおそれ
さ	サイレース	フルニトラゼパム	処方箋 向精神薬、習慣性	睡眠薬 備考 中間型（12〜24時間）
	酸化マグネシウム	酸化マグネシウム	—	下剤
し	ジゴキシン	ジゴキシン	処方箋 劇薬	うっ血性心不全治療薬
	シタラビン	シタラビン	処方箋 劇薬	抗悪性腫瘍薬 副作用 骨髄抑制、肝障害など
	ジャディアンス	エンパグリフロジン	処方箋	尿からの糖排泄促進による血糖低下（2型糖尿病治療薬） 副作用 尿路感染、低血糖など
す	スミフェロン	インターフェロン アルファ	処方箋 生物由来製品、劇薬	免疫力増強、C型肝炎などのウイルス血症の改善
	セファメジン	セファゾリンナトリウム水和物	処方箋	抗生物質
せ	セルベックス	テプレノン	—	消化性潰瘍の治療
そ	ソセゴン	塩酸ペンタゾシン	処方箋 劇薬、向精神薬、習慣性	鎮痛
	ソルコセリル	ソルコセリル	処方箋 生物由来製品（幼牛血液抽出物）	消化性潰瘍の治療
た	ダウノマイシン	ダウノルビシン塩酸塩	処方箋 劇薬	抗悪性腫瘍薬 副作用 骨髄抑制、心毒性など
	ダカルバジン	ダカルバジン	処方箋 劇薬	抗悪性腫瘍薬 副作用 骨髄機能抑制、肝・腎機能障害など
	タケプロン	ランソプラゾール	処方箋	胃酸抑制 胃潰瘍治療
	ダントリウム	ダントロレンナトリウム水和物	処方箋	全身麻酔時における悪性症候群の特効薬
て	ディプリバン	プロポフォール	処方箋 劇薬、習慣性	静脈麻酔

商品名	一般名	規制区分	使用目的の例
テオドール	テオフィリン	処方箋 劇薬	気管支の拡張・呼吸中枢刺激作用などにより喘息などの改善
デパス	エチゾラム	処方箋 向精神薬	睡眠薬 備考 短時間型（6〜10時間）
と ドセタキセル	ドセタキセル	処方箋 毒薬	乳がんなどに対する抗悪性腫瘍薬 副作用 骨髄抑制など
トランサミン	トラネキサム酸	—	出血傾向の改善
な ナウゼリン	ドンペリドン	—	制吐
に ニフレック	ナトリウム・カリウム配合剤	処方箋	大腸内視鏡・大腸手術前処置における腸管内容物の排除（経口腸洗浄剤）
ニトロール	硝酸イソルビド	処方箋	冠動脈拡張
ね (強力) ネオミノファーゲンシー	グリチルリチン酸ーアンモニウム、グリシン、L-システイン塩酸塩水和物	処方箋	肝機能異常の改善、アレルギー用薬
の ノイトロジン	レノグラスチム（遺伝子組換え）	処方箋 生物由来製品	顆粒球コロニー形成刺激因子製剤（G-CSF製剤）
は バイアスピリン	アスピリン	—	狭心症・心筋梗塞・脳梗塞などの抗血小板作用（血栓・塞栓予防）
バファリン配合錠A81／A330	アスピリン、ダイアルミネート	—	狭心症・心筋梗塞・脳梗塞などの抗血小板作用（血栓・塞栓予防）／解熱鎮痛消炎剤
ハルシオン	トリアゾラム	処方箋 向精神薬、習慣性	睡眠薬 備考 超短時間型（2〜4時間）
バンコマイシン	バンコマイシン塩酸塩	処方箋	バンコマイシンに感性のメチシリン耐性黄色ブドウ球菌（MRSA）治療など
ひ ビソルボン	ブロムヘキシン塩酸塩	処方箋	鎮咳去痰薬
ヒューマリン	インスリンヒト（遺伝子組換え）	処方箋 劇薬	血糖値を下げ糖尿病による合併症を予防（注射薬） 副作用 低血糖など
ふ フィルデシン	ビンデシン	処方箋 劇薬	白血病などの寛解治療のための抗悪性腫瘍薬 副作用 骨髄抑制など
フェンタニル	フェンタニルクエン酸塩	処方箋 劇薬、麻薬	全身麻酔・局所麻酔での鎮痛術後や癌性疼痛などの激しい疼痛の鎮痛

よく出合う薬

く〜ふ

商品名	一般名	規制区分	使用目的の例
ブスルフェクス	ブスルファン	処方箋 劇薬	造血幹細胞移植前治療薬
ブリディオン	スガマデクスナトリウム	処方箋	エスラックス（ロクロニウム）による 筋弛緩の拮抗薬（筋弛緩回復薬）
プリンペラン	メトクロプラミド	―	悪心・嘔吐などの改善
ブルゼニド	センノシド	―	下剤
ブレオ	ブレオマイシン塩酸塩	処方箋 劇薬	抗腫瘍性抗生物質 副作用 間質性肺炎、肺線維症など
プレドニン	プレドニゾロン	処方箋	抗炎症作用、免疫抑制作用 副作用 易感染、ムーンフェイス、 骨粗鬆症、糖尿病など
へ ヘパリンナトリウム	ヘパリンナトリウム	処方箋 生物由来製品	血液凝固防止 静脈血栓栓塞症治療
ペルジピン	ニカルジピン塩酸塩	処方箋 注：劇薬	血管拡張　降圧 異常高血圧の救急処置
ほ （強力）ポステリザン	大腸菌死菌・ヒドロコルチゾン	―	裂肛・痔核腫脹の緩解（軟膏）
ボスミン	アドレナリン	処方箋 劇薬	急性低血圧・ショック時の治療、局 所麻酔薬の作用延長、手術時の出 血予防、心停止治療
ボルタレン	ジクロフェナクナトリウム	処方箋	鎮痛・抗炎症薬
ま マイスリー	ゾルピデム酒石酸塩	処方箋 向精神薬、習慣性	睡眠薬 備考 超短時間型（2〜4時間）
マイトマイシン	マイトマイシンC	処方箋 毒薬	抗悪性腫瘍薬 副作用 骨髄抑制など
み ミダゾラム	ミダゾラム	処方箋 向精神薬、習慣性	催眠鎮静薬
ミリスロール	ニトログリセリン	処方箋 劇薬	手術時の異常高血圧の救急処置、 急性心不全、不安定狭心症治療
め メソトレキセート	メトトレキサート	処方箋 劇薬	葉酸代謝拮抗性の抗悪性腫瘍薬 副作用 骨髄抑制、肝障害など
メトホルミン	メトホルミン塩酸塩	処方箋 劇薬	2型糖尿病の血糖値制御 副作用 低血糖など
も モルヒネ	モルヒネ塩酸塩水和物	処方箋 劇薬、麻薬	癌性疼痛、激しい疼痛の鎮痛・鎮静 副作用 嘔気・嘔吐と便秘
ゆ ユーロジン	エスタゾラム	処方箋 向精神薬、習慣性	睡眠薬 備考 中間型（12〜24時間）

	商品名	一般名	規制区分	使用目的の例
ら	ラキソベロン	ピコスルファートナトリウム水和物	—	下剤 備考 容器が点眼薬と類似しているため注意
	ラクツロース	ラクツロース	—	排便の促進、高アンモニア血症の改善 副作用 下痢
	ラシックス	フロセミド	処方薬	利尿、降圧
	ランダ	シスプラチン	処方薬 毒薬	抗悪性腫瘍薬 副作用 腎毒性など
り	リツキシマブ	リツキシマブ（遺伝子組換え）	処方薬 生物由来製品	抗悪性腫瘍薬
	リベルサス	セマグルチド（遺伝子組換え）	処方薬 劇薬	2型糖尿病患者用血糖低下作用、食欲抑制 備考 起床時服用。服用後30分以降に飲食可
	硫酸アトロピン	アトロピン硫酸塩水和物	処方薬 毒薬	気道分泌物の抑制（麻酔前投薬として） 胃腸の運動抑制など 禁忌 閉塞隅角緑内障、前立腺肥大
	硫酸ストレプトマイシン	ストレプトマイシン硫酸塩	処方薬	抗結核性抗生物質 副作用 難聴など
	リンデロン	ベタメタゾン吉草酸エステル、ゲンタマイシン硫酸塩		炎症を抑える合成副腎皮質ホルモン剤（ステロイド）と抗菌作用のある抗生物質の配合剤（軟膏）
れ	(新)レシカルボン	炭酸水素ナトリウム、無水リン酸二水素ナトリウム	—	下剤（坐薬）
	レペタン	ブプレノルフィン塩酸塩	処方薬 劇薬、向精神薬、習慣性	術後・各種癌・心筋梗塞などの鎮痛
	レンドルミン	ブロチゾラム	処方薬 向精神薬、習慣性	睡眠薬 備考 短時間型（6〜10時間）
ろ	ロキソニン	ロキソプロフェンナトリウム水和物	—	消炎鎮痛
わ	ワーファリン	ワルファリンカリウム	処方薬	血栓塞栓症の治療および予防 禁忌 納豆（ビタミンKが豊富な食材）
	ワゴスチグミン	ネオスチグミン臭化物	処方薬 劇薬	腸管麻痺時の腸蠕動亢進 副作用 気道分泌の亢進

看護でよく聞く言葉

臨床でよく聞く医学・看護用語を聞いたままひけるように
50音順で掲載しました！

よく聞く言葉	表記	意味
あ あいき	曖気	おくび。げっぷ。
アイテル	Eiter（独）	膿（のう）。「うみ」のこと。
アウトカム	outcome	成果、到達目標。
あくえきしつ	悪液質	がんなどが進行し、著しく全身状態が悪化している状態。
アクシデントレポート	accident report	事故報告書。
あくせいこうねつしょう	悪性高熱症	全身麻酔時吸入麻酔や筋弛緩薬投与を誘因としてまれに起こる病態で、筋強直に続き、40℃以上の高熱等が生じる。死亡率が高い。特効薬はダントロレン。
あくせいしんせいぶつ	悪性新生物	悪性腫瘍。がん。
あくせつかん	握雪感	新雪をつかんだような感触。皮下気腫部位を指で圧迫したときの感じ。
アシドーシス	acidosis	正常な動脈血のpH（7.4、弱アルカリ性）が低下し、より酸性になる病態。
アストマ	asthma	喘息。
アッペ	Appe	ドイツ語のアッペンデシティス（Appendecitis）、英語のアッペンディクス（appendix）。虫垂炎のこと。
アーテリー	artery	動脈。
アテレク	atelectasis	アテレクタシス。無気肺のこと。

よく聞く言葉	表記	意味
アドヒアランス	adherence	患者が治療方針の決定に参加し、納得して自ら治療を受けること。
アドボカシー	advocacy	権利擁護。
アナフィラキシー	anaphylaxis	食物、昆虫の毒、薬剤などを原因として短時間で発生する全身的アレルギー症状。血圧低下・意識消失した場合をアナフィラキシーショックという。
アナムネ	Anamneses（独）	病歴聴取、既往歴。患者から必要な病歴等の情報を聴取するときに「アナムネを取る」という。
アニソコリ	anisocoria	瞳孔不同。
アネミー	anemia	貧血。
アフタ	aphtha	口腔粘膜に発生する直径10mm以下の楕円形の痛みのある小潰瘍。
アポ	APO	アポプレキシー（apoplexy）。脳卒中。脳卒中を起こすことを「アポる」という。
アミトロ	Amyotro	アマイオトロフィック・ラテラル・スクレロシス（amyotrophic lateral sclerosis）。筋萎縮性側索硬化症。運動ニューロンの変性疾患で、最終的には全身の筋力が低下し、嚥下・言語障害、呼吸不全を生じる予後不良の疾患。略＝ALS
アルカローシス	alkalosis	正常な動脈血のpH（7.4、弱アルカリ性）が上昇し、よりアルカリ性になる病態。
アレスト	cardiac arrest	カルディアック・アレスト（cardiac arrest）。心停止。
アンギオ	Angio	アンギオグラフィー（angiography）。血管造影。
アンプタ	amputation	アンピュテイション。切断。略＝amp（Amp）

よく聞く言葉	表記	意味
ⓘ いかんせん	易感染	感染しやすい状態。
いちじきゅうめいしょち	一次救命処置 basic life support	医師以外の者でも行える、器具・薬品などを用いないでできる救命処置。 略=BLS
いひろうせい	易疲労性	疲れやすい状態。
イレウス	ileus	腸管麻痺。
イレオストミー	lleostomy	回腸人工肛門。
インシデント	incident	付随的できごと、事故につながる可能性のあったできごと。ヒヤリ・ハット。
いんせん	陰洗	陰部洗浄。
インフォームド・コンセント	informed consent	説明と同意。略=IC。アイシーということもある。
ⓤ ウィーニング	weaning	人工呼吸器からの離脱。
ウォーターシール	water seal	水封。
ウォックナース	WOCN	WOC nurse。創傷（Wound）、ストーマ（Ostomy）、失禁（Continence）のケアを専門とする皮膚・排泄ケア認定看護師。
うちぬきぞう	打ち抜き像	多発性骨髄腫の溶骨病変のX線像。
ウロ	Uro	ウロロジー（urology）。泌尿器科。
ウロストミー	urostomy	人工膀胱。
ⓔ エアリーク	air leak	（肺からの）空気漏れ。
エコー	Echo	エコグラフィー（echography）。超音波検査。
エソ	Eso	イサァファガァス（esophagus）。食道。
	壊疽	腐敗し黒色となった体の組織。
エッセン	Essen（独）	食事。
エデマ	edema	浮腫。
エヌジーチューブ	NG tube	nasogastric tube。経鼻胃管。

よく聞く言葉	表記	意味
エピ	Epi	エピレプシー（epilepsy）。てんかん。
	Epi	エピデュラル・アネスシージア（epidural anesthesia）。硬膜外麻酔。
	Epi	エピグロティス（epiglottis）。喉頭蓋。
エビデンス	evidence	根拠。
エーライン	A line	arterial line。動脈ライン。
エルブレ	Erbrechen（独）	嘔吐。
エンゼルケア	angel care	死後の処置。
エント	ENT	ドイツ語のエントラッシェン（Entlassen）。退院。
エンドトキシンンショック	endtoxin shock	細菌が産生する毒素によって起こるショック。
エンパワーメント	empowerment	個人や集団が自立して自分の生活や環境をコントロールできるようにしていくこと。
おうだん	黄疸	血液中の胆汁色素（ビリルビン）が過剰になり、皮膚粘膜が黄染する状態。
おかん	悪寒	寒気。
おしん	悪心	吐きそうな感じ。嘔気。
おそ	悪阻	重いつわりで頻回に嘔吐を繰り返す症状。
オーベン	oben（独）	指導医。
おろ	悪露	出産後の産褥期に子宮や腟から出る排出物。
オンコール	on call	待機状態。電話で呼ぶ。
カイザー	Kaiser	ドイツ語のカイゼルシュニット（Kaiserschnitt）。帝王切開。
がいそう	咳嗽	咳。
ガーグルベースン	gargle basin	含嗽の際に使用する入れ物。商品名はガーグルベースン。
かしょう	火傷	やけど、熱傷。
かっけつ	喀血	気管や気管支、肺などの呼吸器系器官からの鮮紅色の出血。

よく聞く言葉	表記	意味
カテーテル	catheter（英） Katheter（独）	排液、または注入に使う管。
カニューレ	cannula（英） Kanüle（独）	排液、または注入に使う管。酸素吸入の管。気管切開部に入れる器具。カニューラ、カヌレともいう。
かひ	痂皮	かさぶた。
カフ	cuff	マンシェット、圧迫帯。気管チューブ先端の風船。
カルチ、カルチノーマ	carcinoma（英） Karzinom（独）	がん（上皮細胞の悪性腫瘍）。
ガーレ	Galle（独）	胆汁。
かんかい	寛解	検査結果や疾患の症状が一時的に好転、あるいは永続的に正常化している状態。
がんし	眼脂	目やに。
かんじょうしっきん	感情失禁	意思による感情統制力低下により過度の感情表出（泣く、笑う、怒る）を抑制できない状態。情動失禁ともいう。
がんそう	含嗽	うがい。
かんそく	患側	障害を受けている体側。反対は「健側」。
かんとん	嵌頓	臓器・組織が異常な裂孔を通過して脱出した状態をヘルニアというが、その脱出した組織・臓器が絞扼されて還納できず、循環障害を起こした状態。
き	きつぎゃく	吃逆	しゃっくり。
ギネ	Gynä	ドイツ語のギネコロジー（Gynäkologie）。婦人科。
キーパーソン	key person	患者に関する物事の決定にかかわったり、介護を担う中心人物。
きゅうせいてんか	急性転化	慢性骨髄性白血病で、急性白血病のように白血病細胞が増加し急激に末期状態へと変化する病期。

よく聞く言葉	表記	意味
きょうちょく	強直	関節部の骨・軟骨の変形や癒着を原因とした関節可動域制限。
きょしょく	拒食	食を拒むこと。
きんしょく	禁食	食事禁止。食事・飲み物禁止は「禁飲食」。
きんちゅう	筋注	筋肉注射。
クベース	couveuse (仏)	保育器。
クライアント	client	患者、お客。
クラーク	clerk	事務職員。
クランプ	clamp	締め具、留め具。カテーテルを止めること。クレンメともいう。
クリティカルケア	critical care	集中看護。
クリティカルシンキング	critical thinking	批判的思考。
クリニカルパス	clinical pathway	クリニカルパスウェイ。患者の入院から退院までの治療のスケジュール表。クリティカルパス（critical pathway）ともいう。
グリーフケア	grief care	悲嘆にくれている死別経験者への支援。
クーリング	cooling	冷却。冷罨法。
クール	cours	期間。期間の1単位。
グルおん	グル音 Gurren (独)	腸雑音。腸蠕動音。腹鳴。
クレブス	Krebs (独)	悪性腫瘍。悪性新生物。がん。
クレンメ	Klemme (独)	ドイツ語のクレメ。点滴滴下速度の調整器具。留め具。クランプともいう。
けいみん	傾眠	刺激があれば覚醒するが、放置すると意識が混濁する意識障害の1つ。
げけつ	下血	消化管からの出血が肛門から出ること。
けつガス	血ガス	動脈血液ガス分析。

<

け

よく聞く言葉	表記	意味
けっさつ	結紮	止血のために血管などを糸で縛り血行を止めること。
けっせん	血栓	血管内で血液が凝固し、血の塊となったもの。
けったい	結滞、結代	脈が1拍飛んで触れないこと。
ゲフ、ゲフリール	Gefrierschnitt（独）	迅速病理診断。
ケモ	chemotherapy	ケモセラピー。化学療法。
げんうん	眩暈	めまい。
げんしつう	幻肢痛	切断した四肢がまだ存在しているように感じる現象を幻肢（幻肢感）といい、それに疼痛が伴う場合をいう。
けんしん	欠伸	あくび。けっしんとも読む。
けんたいかん	倦怠感	心身が疲れてだるい感じ。
けんとうしき	見当識	日時、場所、人物や周囲の状況について正しく見当づける能力。
コアグラ	coagulase	コアグレイス。血液凝固。凝固した血液の塊。
ごいん	誤飲	異物を誤って飲み込むこと。
こうおんしょうがい	構音障害	意図した言葉を正しく言えない状態。
こうかつ	口渇	喉が渇くこと。
こうごう	咬合	上下の歯の噛み合わせ。
こうしゅく	拘縮	関節周囲軟部組織の障害により関節可動域が制限された状態。
こうしゅっけつ	後出血	手術などの後に起こる出血。
こうそく	梗塞	ふさがって通じなくなること。
ごえん	誤嚥	嚥下がうまくいかず、食物や飲み物が誤って気道に入り込むこと。
こちょう	鼓腸	腸管内にガスが溜まって腹部が膨れ上がった状態。

よく聞く言葉	表記	意味
こつずいよくせい	骨髄抑制	疾患や化学療法により骨髄の造血機能が低下すること。
コート	Kot（独）	便。
コーピング	coping	対処。
コーマ	coma	昏睡。
コロストミー	corostomy	結腸人工肛門。
こんちゅう	混注	混合注射。補液へ注射薬を配合すること。
コンプライアンス	compliance	①患者が治療・看護上の指示に従った行動がとれること。指示に従わないことを「ノンコンプライアンス」という。近年では「アドヒアランス」（P.109）の概念に置き換えられつつある。②法令遵守。
ザー	SHA	サブアラクノイド・ヘモリッジ（subarachnoid hemorrhage）。クモ膜下出血。
さがくベッド	差額ベッド	特別療養環境室。医療保険で支払われる入院料とは別に、患者の自己負担を必要とする病室。
サクション	suction	吸引。
さじじょうし	匙状爪。spoon nail	鉄欠乏性貧血などでみられるスプーン状の陥没爪。
させい	嗄声	しわがれ声。
サチュレーション	saturation	動脈血酸素飽和度（SaO2）。経皮的動脈血酸素飽和度（SpO2）。
ざっせん	雑剪（雑尖）	はさみ。
サードスペース	third space	第3間隙。術野や傷害部の浮腫などの非機能的細胞外液貯留部位。
サマリー	summary	要約。
ざんさ	残渣	残りかす。
ざんにょうかん	残尿感	排尿後も尿意が残っている感じ。
ざんべんかん	残便感	排便後も便意が残っている感じ。

さ

よく聞く言葉	表記	意味
しかい	哆開	創部が開くこと。離開ともいう。
しくう	死腔	①ガス交換に役立っていない気道のスペース。②手術によってできた本来の生体構造にはない空間。
じこう	耳垢	耳あか。
じじょぐ	自助具	障害者が日常生活動作を自分でできるように工夫された補助具。
じだ	耳朶	耳たぶ。
しっせい	失声	永久気管孔造設などに伴い発声できなくなること。
シーネ	Schiene (独)	副子。患部固定のための副木。
シバリング	shiverring	震え。戦慄。
しみん	嗜眠	強い刺激を与えなければ覚醒・反応しない意識障害の1つ。傾眠とほぼ同義語。傾眠と昏迷の間を指すこともある。
じめい	耳鳴	耳鳴り。
シャント	shunt	①動脈と静脈をつなぎ合わせた透析を行うための血管。②血液が本来通るべき血管とは別のルートを流れること。
しゅうめい	羞明	まぶしい状態。
しゅくすい	宿酔	放射線宿酔。放射線に被ばくした場合に起こる全身倦怠感・悪心・嘔吐などの症状。
しゅそ	主訴	患者が訴える症状のうちの主なもの。
しゅっけつけついこう	出血傾向	わずかな外力を受けただけ、またはその記憶がないのに、皮下や粘膜下に出血斑、血腫などができ、出血するとなかなか止血しない状態。血管の壁か、血小板か、血液凝固のしくみに異常がある場合に起こる。
じょうちゅう	静注	静脈内注射。
しょうもう	睫毛	まつ毛。
じょくそう	褥瘡	床ずれ。デクビともいう。

よく聞く言葉	表記	意味
じょこきゅう	徐呼吸	12回/分以下の呼吸。
じょみゃく	徐脈	50〜60回/分以下の脈拍。
じょもう	除毛	検査や手術部位の毛を取り除くこと。
じろう	耳漏	耳だれ。
しんぎん	呻吟	苦しみうめくこと。
しんしゅつえき	滲出液	組織や細胞からしみ出た液体。主として、炎症時の細静脈部の内皮細胞接合部の開裂による血管成分の血管外滲出。
しんせん	振戦	身体の不随意な震え。
しんぶじょうみゃくけっせんそくせんしょう	深部静脈血栓塞栓症	長時間の臥床・脱水等に伴う血流停滞により下肢深部静脈に血栓が生じ、血栓が血流に乗って肺動脈を塞いだ病態。患者は瞬時のショックに陥る。
す スクイージング	squeezing	呼吸に合わせた胸郭の手指圧迫法。
スクリーニング	screening	選択。選定。ふるい分け。選別検査。
スタンダードプリコーション	standard precaution	標準感染予防策。
ステート	Stethoscope (独)	ステートスコープ。聴診器。
ステる	Ster	ドイツ語のステルベン (Sterben)。死亡。死亡する。
ストーマ	stoma	人工肛門、人工膀胱。
ストマックチューブ	stomach tube	胃管。
スプータ	sputa	痰。
ズポ	Supp	サポジトリー (suppository)。坐薬。
せ せいけん	生検	身体の組織の一部を切除して、顕微鏡で病理組織学的に検査すること。
ぜいめい	喘鳴	気管支喘息で最もよくみられるゼーゼー、ヒューヒューという呼吸の雑音。「ぜんめい」ともいう。

よく聞く言葉	表記	意味
セカンドオピニオン	second opinion	第二診断。別の医師の意見。
ゼク	Sek	ドイツ語のゼクチオン（Sektion）。病理解剖。
ぜったい	舌苔	舌の粘膜の表面に生じる苔状の付着物。カビや苔が生え、表面が白または黄色になる。
セデーション	sedation	鎮静。
せぬき	背抜き	患者の上半身をギャッチアップした後、患者の体を抱き浮かして、患者の背部とマットレスの接触面に生じたずれを排除すること。
セーフティマネジメント	safety management	安全を確保するための管理体制。
せんこう	穿孔	臓器の壁に穴が開くこと。
せんそく	尖足	麻痺や寝たきりで足の甲側が伸び、足先が下垂変形した状態。
せんみん	浅眠	眠りが浅いこと。
せんもう	せん妄	不穏な行動に幻覚などを伴う意識障害。
せんりつ	戦慄	低体温や発熱で体温が上昇するときに体が震えること。シバリング。
そうかん	挿管	体腔内にチューブを挿入すること。一般には、気管挿管を指すことが多い。
そうしょく	爪色	爪の色。
そうようかん	瘙痒感	かゆみ。
そくせん	塞栓	血栓や異物が血液またはリンパ液により運ばれ、細い血管またはリンパ管に達して管腔を閉塞したもの。
ゾンデ	Sonde（独）	消息子（先端の丸い棒状の金属）。
たいこうはんしゃ	対光反射	瞳孔に光刺激を与え瞳孔が小さくなるかを確認する。中枢神経の変化を調査するため、意識障害や心肺停止を起こしたときに確認。
タキる	tachyる	タキカーディア（tachycardia）。頻脈（100回/分以上）になっていること。

そ

た

よく聞く言葉	表記	意味
たべん	多弁	よくしゃべること。言葉数が多いこと。
ターミナルケア	terminal care	終末期ケア。
タールべん	タール便	ターリー・ストゥール(tarry stool)。上部消化管(食道・胃・十二指腸)からの出血によって黒色となった便。道路を舗装するときに使われるコールタールに似ていることからタール便という。
ダルム	Darm (独)	腸管。
たんそう	担送	ストレッチャーや担架で移送すること。
ダンピングしょうこうぐん	dumping syndrome	胃切除後、摂取した食べ物が小腸内に急速に墜落(dump)するために起こる症候群。
チアノーゼ	cianose	血中の酸素欠乏によって、皮膚や粘膜が紫色になった状態。
ちゅうちょう	注腸	肛門から管を挿入し、造影剤を注入して腸を調べる検査法。
ちょうかんまひ	腸管麻痺	腸蠕動が消失した状態。
ツッカー	Zucker (独) Traubenzucker (独)	ブドウ糖。
ディアベ、ディーエム	diabetes mellitus	糖尿病。略=DM
てきべん	摘便	肛門から手指を挿入して直腸内に停滞している便を摘出すること。
デクビ	decubitus	ディキュービタス(decubitus)。褥瘡。床ずれ。
デブリ、デブリードマン	debridement	創傷より異物や壊死組織を取り除くこと。創面切除。
テーベー	TB	ツベルクロシス(tuberculosis)。結核。
デメンツ	Demenz (独)	認知症。
デルマ	dermatology	皮膚科。
とうかん	盗汗	寝汗。

ち — チアノーゼ、ちゅうちょう、ちょうかんまひ
つ — ツッカー
て — ディアベ、てきべん、デクビ、デブリ、テーベー、デメンツ、デルマ
と — とうかん

よく聞く言葉	表記	意味
ドゥルック	Blutdruk（独）	血圧。
とけつ	吐血	上部消化管（食道・胃・十二指腸）からの出血を吐出すること。
どせき	怒責	排便時などに、声門を閉じて肺から呼気を呼出しようとする動作により胸腔・腹腔内圧を著しく上昇させ、いきむこと。
	努責	怒責と異なり、口を開いていきみ、肛門を開くこと。あるいは、胎児を排出するときの出産時のいきみ。
ドナー	donor	臓器提供者。
トランスファー	transfer	移動、移乗、転科、転院。
トリアージ	triage	災害にて患者が同時に多数発生したときに、傷病者の重症度と緊急度を分別すること。
ドレッシング	dressing	創傷被覆材。
ドレナージ	drainage	排液・脱気用のドレーン、チューブ、カテーテルなどを用いて、血液、膿、滲出液、消化液、空気などを体外に排出すること。
トロカールカテーテル	trocar catheter	外套管の内側に金属棒（針）が入っているカテーテル。トロカールとは内筒棒（針）のこと。
とんぷく	頓服	服薬時間が決まっておらず症状があるときなど必要時に服用すること。
な ナート	Naht（独）	縫合。
ナルコレプシー	narcolepsy	強い眠気の発作などを特徴とする睡眠障害。
なんべん	軟便	有形だがやわらかい便。反対語は「硬便」。
なんじせい	難治性	治療効果が上がらない状態。「なんちせい」とも読む。
に にくげ	肉芽	外傷や炎症による組織欠損部分が修復する際にできる新生組織。赤くやわらかい結合組織で、線維化し、収縮、瘢痕化して創傷治癒の過程を進む。

よく聞く言葉	表記	意味
にょうしっきん	尿失禁	不随意に尿が漏れる状態。
ね ネクる	Necrosis（独）	壊死すること。
ねんちゅうせい	粘稠性	粘り気があって密度の濃い性質。
ねんぱつおん	捻髪音	髪を擦り合わせたような音。
の のうしゅくにょう	濃縮尿	尿比重が1.032以上で濃縮された状態の尿。早朝起床時や脱水時などにみられる。
ノーマライゼーション	nomalization	障害者と健常者を区別せず社会生活をともにするという考え方。
は バイオプシー	biopsy	身体の組織の一部を切除して、顕微鏡で病理組織学的に検査すること。生検、生体組織採取検査。
はいかい	徘徊	動機・目的もなく歩き回ること。
バイトブロック	bite block	気管挿管時、気管チューブを噛んで閉塞させないようにするためと、口腔内吸引をするために口に入れる器具。
はこう	跛行	外傷、奇形、疾患により正常歩行ができない状態。麻痺性、痙性、失調性など、原因によりいくつかのタイプに分かれる。
ばっかん	抜管	管を抜くこと。気管挿管チューブを抜くことを指す場合が多い。
ばっし	抜糸	縫合した糸を抜き取ること。
ばっしん	抜針	身体に刺入した針を抜くこと。
ハートレート	heart rate	心拍数。
ハフィング	huffing	強制呼出法。数回「ハッ、ハッ、ハッ」と息を吐いた後、一気に強く息を吐いて排痰する方法。
ハーベー	Hb	ヘモグロビン（hemoglobin）。血色素。
バリアフリー	barrier free	生活の支障となる物理的な障害や、精神的な障壁を取り除くための施策。

よく聞く言葉	表記	意味
バリアンス	variance	クリニカルパス（クリティカルパス）にある一般的なスケジュールからの逸脱のこと。
バルーン	ballon catheter	バルーン・カテーテル。固定用の風船の付いたカテーテルのこと。膀胱留置カテーテルを指す場合が多い。
ハルン	Harn（独）	尿。
はんこん	瘢痕	創傷や潰瘍などの組織の欠損部分が、線維や結合組織で埋められ治癒したときの修復状態のこと。
ピオ	Pseudomonas aeruginosa	緑膿菌。
ひかきしゅ	皮下気腫	肺、気管などの損傷・手術により空気が皮下に漏れ貯留した状態。皮下気腫部位を手で圧迫するとギュッギュッという捻髪音や握雪音がする。
ひかちゅう	皮下注	皮下注射。
ビジュアルアナログスケール	visual analogue scale	患者の主観的な痛みの強さを客観的に示すために設定された「スケール（ものさし）」。略＝VAS
びへいかん	鼻閉感	鼻が詰まった感じ。
ヒヤリ・ハット		ひやりとしたり、ハッとした、事故につながるおそれのあった出来事。
ヒューマンエラー	human error	うっかりミスや思い違いといった、人が本来の目的と異なる動作をしてしまったことに起因するエラー。
びらん	糜爛	ただれ。皮膚・粘膜の表皮が欠損した状態。
ひんこきゅう	頻呼吸	呼吸の深さは変わらない、24回/分以上の呼吸。
ひんにょう	頻尿	約10回/日以上の排尿回数。
ひんみゃく	頻脈	100回/分以上の脈拍。
ファイティング	fighting	人工呼吸と自発呼吸が合わない状態。

よく聞く言葉	表記	意味
ブイライン	V line	静脈に入っている輸液ライン。
ふおん	不穏	環境の変化や過度のストレスによってみられる興奮状態などの穏やかでない状態のこと。
ふかんじょうせつ	不感蒸泄	発汗以外の呼吸器官や皮膚からの水分放散で、術中には切開部からの蒸泄が増加する。
ふくまん	腹満	腹部膨満。
ブジー	bougie	拡張すること、拡張するための器具。
プシコ	Psychologie（独）	精神科。
ふしゅ	浮腫	皮下組織に水分が溜まった状態で、おさえると圧窩が残る。エデマという。
ふていしゅうそ	不定愁訴	器質的裏づけのない主観的訴え。
ブラ	bulla	気腫性嚢胞。
プライマリケア	primary care	国民のあらゆる健康上の問題、疾病に対し、総合的・継続的、そして全人的に対応する地域の保健医療福祉機能のこと。
プライマリーナーシング	primary nursing	患者の入院から退院まで、1人のプライマリーナースが継続して受け持つ看護方式。
ブラディ	bradycardia	徐脈。
プリセプターシップ	preceptorship	新人（preceptee）を先輩（preceptor）が、現場でマンツーマンで指導する教育訓練制度。
ブリンクマンしすう	ブリンクマン指数 Brinkman index	喫煙指数。1日の喫煙本数×喫煙年数。400を超えると、がん発生の危険性が高くなるとされる。
ブルスト	Brust（独）	胸部。
プルスレート	pulse rate	脈拍数。略＝P
ブルート	Blut（独）	輸血。血液。
プレート	platelet	血小板。
プレホスピタルケア	pre-hospital car	病院到着前救護。

よく聞く言葉	表記	意味
プレメディケーション	premedication	前投薬。
ブロンコ	bronchoscopy	気管支鏡。
ぶんかつしょく	分割食、分食	胃切除術後などで胃の許容量が減るため、食事の1回量を減らし、食事回数を5〜6回/日に分割し必要な総カロリー量を摂取できるようにする食事法。
ブンク	Punktion（独）	穿刺。
ペグ	PEG	パーキュティニアス・エンドスコーピック・ギャストロストミー（percutaneous endoscopic gastrostomy）。経皮的内視鏡胃瘻造設術。
ベースン	basin	洗面器。
ベッドバス	bed bath	清拭。
ヘパリンロック	heparin rock	静脈血管内にカテーテルを留置する際、カテーテルの閉塞を予防するためにヘパリン加生理食塩水をカテーテル内に充填すること。
ヘモ	hemorrhoids	痔疾患。
ヘルツ	Hertz（独）	心臓。
べんしっきん	便失禁	不随意に便が漏れる状態。
ほうこう	包交	包帯交換。
ぼうせん	膀洗	膀胱洗浄。
ぼうにょう	乏尿	1日の尿量が500mL以下。
ホスピス	hospice	終末期患者の入院施設。
ホスピタリズム	hospitalism	施設や病院に長期間入っていることによって起こる障害。
ほせい	保清	体を清潔に保つこと。
ボディメカニクス	body mechanics	骨格、筋、内臓などの力学的相互関係。
ホット	HOT	ホーム・オクシジェン・セラピー（home oxygen therapy）。在宅酸素療法。

よく聞く言葉	表記	意味
ボディイメージ	body image	自分の体、容姿に対するイメージ。
ホメオスタシス	homeotasis	身体の内部環境の恒常性。
ま マーキング	marking	①ストーマ造設部位などの手術部位に術前に印をつけること。②皮下気腫や発赤などの範囲をペンで囲んで、広がり具合をチェックすること。
マーゲン	magen（独）	胃。
マグネットホスピタル	magnet hospital	看護師や病院利用者を磁石のように引きつける魅力的な病院。
マーゲンゾンデ	Magen Sonde（独）	胃管。
マリグナントトゥモール	malignant tumor	悪性腫瘍。
マルク	Knochenmark（独）	骨髄穿刺。
マンシェット	manchette	血圧計の圧迫帯。カフ。
マンマ	Mamma（独）	乳房。
み ミキシング	mixing	薬剤を混ぜること。混注すること。
ミルキング	milking	ドレーンのつまりを防ぐために、用手的あるいはローラー鉗子（かんし）でチューブをしごくこと。
む ムンテラ	Mundtherapie（独）	ムントテラピー。診療、病状に関する説明を通して治療すること。
ムーンフェイス	moon face	ステロイド薬の副作用で起こる満月様顔貌のこと。
め メタ	metastasis	（がんの）転移。
も もくよく	沐浴	赤ちゃんが湯を浴びること。

よく聞く言葉	表記	意味
よ よご	予後	病状の見とおし。余命。
ら らくせつ	落屑	表皮が角質片となって、剥がれ脱落すること。
ラジエーション	radiation therapy	放射線治療。
ラテックスアレルギー	latex allergy	天然ゴム（natural rubber latex）製品に対する過敏症。
ラパコレ	laparoscopic cholecystectomy	腹腔鏡下胆嚢摘出術。
ラボ	laboratory	ラボラトリー（laboratory）。検査室。
り リエゾン	Liaison psychiatry	リエゾン精神医療。精神科医の単独診療ではなく、他科の医師や看護師などと密接な連携を保ちながら適切な精神ケアを患者に行うこと。
リキャップ	recap	注射針のキャップをいったん外し、使用後にもう一度つけること。針刺し事故防止のため、リキャップは厳禁とされている。
りしょう	離床	ベッドから離れ動くこと。
リスクマネージメント	risk management	危機管理。
りだつ	離脱	①人工呼吸器による呼吸管理から脱すること。ウィーニング。②アルコール離脱症状。
リビングウィル	living will	生前の意思表示。生者の遺言。
りゅうぜん	流涎	よだれ。
りゅうるい	流涙	涙が流れること。
りょうしい	良肢位	拘縮が起こっても日常生活動作を行ううえで、機能的で支障の少ない肢位。

	よく聞く言葉	表記	意味
る	るいそう	羸痩	はなはだしく痩せた状態。
	ルーチン	routine	定型業務。決まりきった手順・仕事。
	ルンゲ	Lunge（独）	肺。
	ルンバール	lumbar puncture	腰椎穿刺。
れ	レイノーげんしょう	レイノー現象	寒さや精神的緊張から、四肢末端の小動脈が発作性に収縮し、手指の色調が変化する現象。レイノー現象を起こす疾患としては膠原病が最も多い。
	レスピレーター	respirator	人工呼吸器。
	レセプト	Rezept（独）	ドイツ語のレツェプト（Rezept）。診療報酬請求明細書。
	レベルクリア	level clear	意識清明。意識障害がないこと。
	レベルダウン	level down	意識レベルが低下すること。
ろ	ロイケミア	Leukaemia（独）	白血病。
	ローテ	Rote（独）	赤血球。
	ローリング	rolling	回転。
わ	ワイセ	weiße Blutkorperchen（独）	白血球。
	ワッサー	Wasser（独）	蒸留水。
	ワンショット	one shot	1回注入。少量の薬剤を1回で静脈注射、管注すること。

略語

患者さんをケアする臨床の場では多くの略語が使われています。
おさえておきたい用語を精選し、アルファベット順に掲載しました！

略語	正式単語	意味
a	artery	動脈
AAA	abdominal aortic aneurysm	腹部大動脈瘤［トリプルエー］
ABC	airway, breathing, circulation	気道確保、人工呼吸、胸骨圧迫（心マッサージ）
ACP	advance care planning	将来の意思決定能力の低下に備え、受けたい医療やケアについて繰り返し話し合うプロセス。人生会議
ADL	activities of daily living	日常生活動作
AED	automated external defibrillator	自動体外式除細動器［エーイーディー］
Af	atrial fibrillation	心房細動
ALS	advanced life support	二次救命処置
	amyotrophic lateral sclerosis	筋萎縮性側索硬化症
ALT	alanine aminotransferase (glutamic pyruvic transaminase)	アラニンアミノトランスフェラーゼ（GPTともいう）
AMI	acute myocardial infarction	急性心筋梗塞
AML	acute myeloblastic leukemia	急性骨髄性白血病
ASO	arteriosclerosis obliterans	閉塞性動脈硬化症

略語	正式単語	意味
AST	aspartate aminotransferase (glutamic oxaloacetic transaminase)	アスパラギン酸アミノトランスフェラーゼ（GOT ともいう）
B BI	Brinkman index	ブリンクマン指数。1日の喫煙本数×喫煙年数
BLS	basic life support	一次救命処置
BMI	body mass index	体格指数 $BMI = \dfrac{体重（kg）}{身長（m）×身長（m）}$
BP	blood pressure	血圧
BS	blood sugar	血糖
BT	body temperature	体温
C Ca	calcium	カルシウム
CABG	coronary artery bypass graft	冠動脈バイパス術
CAG	coronary angiography	冠動脈造影
	cerebral angiography	脳血管造影
CCU	coronary care unit	冠疾患集中治療室
CDC	Centers for Disease Control and Prevention	米国疾病予防管理センター
CE	clinical engineer	臨床工学技士
Cl	chloride	塩素（クロール）
CN	certified nurse	認定看護師
CNS	certified nurse specialist	専門看護師
COPD	chronic obstructive pulmonary disease	慢性閉塞性肺疾患
COVID-19	coronavirus disease 2019	2019年に発生した新型コロナウイルス感染症の正式名称［コヴィッドナインティーン］
CPR	cardiopulmonary resuscitation	心肺蘇生法

略語

略語	正式単語	意味
CT	computed tomography	コンピューター断層撮影 [シーティー]
CVP	central venous pressure	中心静脈圧 [シーブイピー]
D DC	direct counter shock	直流除細動
DF	defibrillator	除細動器
DIC	disseminated intravascular coagulation	播種性 (はしゅせい) 血管内凝固症候群
DIP	drip infusion pyelography	点滴静注腎盂造影
DM	diabetes mellitus	糖尿病
DMAT	disaster medical asistance team	災害派遣医療チーム
DOA	dead on arrival	到着時死亡
DV	domestic violence	ドメスティック・バイオレンス(同居関係にある配偶者や内縁関係の間で起こる家庭内暴力のこと)
DVT	deep vein thrombosis	深部静脈血栓症
E EBM	evidence based medicine	エビデンス(根拠)に基づく医療
EBV	Epstein-Barr virus	EBウイルス
ECG	electrocardiogram	心電図
Echo	echography	超音波診断
ED	elemental diet	成分栄養
	erectile dysfunction	勃起障害
EKG	Elektrokardiogramm (独)	心電図(＝ECG)
ENT	Entharacen (独)	退院
ER	emergency room	救急救命室
ERCP	endoscopic retrograde cholangio pancreatography	内視鏡的逆行性膵胆管造影

略語	正式単語	意味
ESWL	extracorporeal shock wave lithotripsy	体外衝撃波結石破砕法
ET	enterostomal therapist	ストーマ療法士
F Fe.	ferrum	鉄
FEV₁%	percentage of forced expiratory volume in one second	1秒率。FEVは努力性呼気量のこと
FFP	fresh frozen plasma	新鮮凍結血漿
FiO₂	fraction of inspired O₂ concentration	吸入気酸素濃度
G GCS	Glasgow Coma Scale	グラスゴー・コーマ・スケール。意識障害のレベルを開眼・言語・運動の3機能で分類するスケール
GE	glycerin enema	グリセリン浣腸
Ge	Geschwür (独)	潰瘍
GF	gastrofiberscope	胃ファイバースコープ
γ-GT (γ-GTP)	γ-glutamyl transpeptidase	γ-グルタミルトランスペプチダーゼ
GOT (AST)	glutamic oxaloacetic transaminase	グルタミン酸オキサロ酢酸トランスアミナーゼ（ASTともいう）
GPT (ALT)	glutamic pyruvic transaminase	グルタミン酸ピルビン酸トランスアミナーゼ（ALTともいう）
GTT	glucose tolerance test	ブドウ糖負荷試験
H HB	hepatitis B	B型肝炎
Hb	hemoglobin	ヘモグロビン。血色素
HbA1c	hemoglobin A1c	ヘモグロビンA1c [ヘモグロビンエーワンシー]
HC	hepatitis C	C型肝炎
HCC	hepatocellular carcinoma	肝細胞がん

略語	正式単語	意味
HD	hemodialysis	血液透析
HIV	human immunodeficiency virus	ヒト免疫不全ウイルス
HOT	home oxygen therapy	在宅酸素療法
HPN	home parenteral nutrition	在宅静脈栄養
HR	heart rate	心拍数
HT	hypertension	高血圧症
I IC	informed consent	説明と同意。インフォームド・コンセント
ICN	International Council of Nurses	国際看護師協会
	infection control nurse	感染管理看護師
ICNP	International Classification of Nursing Practice	看護実践国際分類
ICU	intensive care unit	集中治療部 [アイシーユー]
IN.OUT	intake and output	水分出納
IPPB	intermittent positive pressure breathing	間欠的陽圧呼吸
IV	intravenous injection	静脈注射 [アイブイ]
IVH	intravenous hyperalimentation	経静脈高カロリー輸液 [アイブイエイチ]
J JCS	Japan Coma Scale	日本昏睡スケール (ジャパン・コーマ・スケール) 3-3-9度とも呼ばれる意識障害の分類法
K kot	Kot (コート) (独)	便
L LC	liver cirrhosis	肝硬変
LC	lung cancer	肺がん
LD	learning disability	学習障害
LK	Lungenkrebs (独)	肺がん (=LC)
LP	lumbar puncture	腰椎穿刺 [ルンバール]

	略語	正式単語	意味
M	MAP (RCC)	mannitol adenosine-phosphate (red cells concentrate)	輸血の赤血球濃厚液 (血漿および白血球層 の大部分を除去した 後、赤血球保存用添加 液のMAP液を混和し た血液)
	ML	malignant lymphoma	悪性リンパ腫
	MM	malignant melanoma	悪性黒色腫
	MOF	multiple organ failure	多臓器不全
	MRI	magnetic resonance imaging	磁気共鳴撮影
	MRSA	methicillin-resistant *Staphylococcus aureus*	メチシリン耐性黄色ブド ウ球菌[エムアールエス エー]
	MSW	medical social worker	医療ソーシャルワーカ ー
	MT (ムンテラ)	ドイツ語のMund (ムント:口)とTherapie (テラピー:治療)を合わせてつくられた和 製ドイツ語	病状説明
N	NANDA-I	NANDA (North American Nursing Diagnosis Association) -I (International)	北米看護診断協会。看 護診断の分類、命名など を行っている。加盟国・ 役割の増加により2004 年からNANDA (ナン ダ) Internationalとな っている
	ND	nursing diagnosis	看護診断
	NIC	Nursing Intervention Classification	看護介入分類
	NICU	neonatal intensive care unit	新生児集中治療部
	NOC	Nursing Outcomes Classification	看護成果分類
	n.p.	no problem	異常なし
	NS	normal saline	生理食塩水
	NST	nutritional support team	栄養サポートチーム

略語	正式単語	意味
O OR	operating room	手術室
ORT	orthoptist	視能訓練士
OT	occupational therapist	作業療法士
P P	pluse rate	脈拍数
PaCO₂	partial pressure of arterial carbon dioxide	動脈血二酸化炭素分圧
PaO₂	partial pressure of arterial oxygen	動脈血酸素分圧
PCR	polymerase chain reaction	ポリメラーゼ連鎖反応。ウイルスの検査に用いられる
PEG	percutaneous endoscopic gastrostomy	経皮的内視鏡胃瘻造設術 [ペグ]
PT	physical therapist	理学療法士
Pt	patient	患者
PTSD	post traumatic stress disorder	心的外傷後ストレス障害
PVC	premature ventricular contraction	心室性期外収縮
Q QOL	quality of life	生活の質、生命の質
R R	respiratory rate	呼吸数
RA	rheumatoid arthritis	関節リウマチ
RBC	red blood cell	赤血球
RI	radioisotope	放射性同位元素
ROM	range of motion	関節可動域
RR	respiratory rate	呼吸数
	recovery room	回復室
S SAH	subarachnoid hemorrhage	クモ膜下出血 [ザー]
SaO₂	saturation of arterial oxygen	動脈血酸素飽和度
SLE	systemic lupus erythematosus	全身性エリテマトーデス
SP	sputum	痰

略語	正式単語	意味
SpO₂	saturation of percutaneous oxygen	経皮的動脈血酸素飽和度
ST	speech-language-hearing therapist	言語聴覚士
	stomach tube	胃管
Suppo	suppository	坐薬
SVPC	supraventricular premature cotraction	上室性期外収縮
T T	tablets	錠剤
T	temperature	体温
T&S	type and screen	輸血前に患者の血液型のタイプと不規則抗体のスクリーニング検査を行うこと
TB	tuberculosis	結核
th	thoracic	胸椎
TPN	total parenteral nutrition	中心静脈栄養
V V	vial	バイアル、ガラス瓶
VC	vital capacity	肺活量
Vf	ventricular fibrillation	心室細動
VPC	ventricular premature cotraction	心室性期外収縮
VS	vital signs	バイタルサイン
W WBC	white blood cell	白血球
WHO	World Health Organization	世界保健機関
WOCN	wound ostomy continence nurse	創傷（Wound）、ストーマ（Ostomy）、失禁（Continence）のケアを専門に行う皮膚・排泄ケア認定看護師
X X-P	X-ray photograph	X線写真

日本語索引

●「実習でよく出合う薬」(p.102〜107)と「看護でよく聞く言葉」(p.108〜127)は索引に
入っておりませんので、各頁をご覧ください。

記号・数字・英語索引

装丁：ビーワークス
表紙イラスト：ウマカケバクミコ
本文イラスト：村上寛人、今崎和広、日の友太、ウマカケバクミコ
本文デザイン：林 慎悟
DTP制作：すずきひろし

看護学生クイックノート 第3版

2009年 2月25日	第1版第1刷発行	監 修　石塚 睦子
2014年 2月25日	第1版第7刷発行	編 集　プチナース編集部
2014年11月 4日	第2版第1刷発行	発行者　有賀 洋文
2022年 9月10日	第2版第14刷発行	発行所　株式会社 照林社
2023年 2月 1日	第3版第1刷発行	〒112-0002
2024年 4月10日	第3版第4刷発行	東京都文京区小石川2丁目3-23

電　話　03-3815-4921（編集）
　　　　03-5689-7377（営業）
https://www.shorinsha.co.jp/
印刷所　大日本印刷株式会社

■ 臨床でよく使われる計量単位

量	名称	単位記号	よく使われる単位（10の整数乗単位）
長さ	メートル	m	nm（ナノメートル） μm（マイクロメートル） mm（ミリメートル） cm（センチメートル）
面積	平方メートル	m^2	μm^2（平方マイクロメートル） mm^2（平方ミリメートル）
容量	リットル	L	fL（フェムリットル） pL（ピコリットル） nL（ナノリットル） μL（マイクロリットル） mL（ミリリットル） dL（デシリットル）
質量	キログラム	kg	pg（ピコグラム） ng（ナノグラム） μg（マイクログラム） mg（ミリグラム） g（グラム）
物質量	モル	mol	μmol（マイクロモル） mmol（ミリモル）
質量濃度	キログラム毎リットル	kg/L	ng/L（ナノグラム毎リットル）* μg/L（マイクログラム毎リットル） mg/L（ミリグラム毎リットル） g/L（グラム毎リットル）
	モル毎リットル	mol/L	μmol/L（マイクロモル毎リットル） mmol/L（ミリモル毎リットル）
	ユニット毎リットル	U/L	U/L（ユニット毎リットル） IU/L（国際単位毎リットル）
	当量	Eq	mEq/L（ミリ当量毎リットル）
圧力、分圧	パスカル	Pa	MPa（メガパスカル） kPa（キロパスカル）
	トール	Torr	Torr（トル）
	水銀柱	Hg	mmHg（ミリメートル水銀柱）
	水柱	H_2O	cmH_2O（センチメートル水柱）

*「毎」は「パー」と呼ぶこともある。例：ng/L（ナノグラムパーリットル）